U0259532

全媒体"健康传播"系列丛书

肝净
解密肝癌

江西科学技术出版社

江西·南昌

图书在版编目（CIP）数据

肝净：解密肝癌 / 魏小勇主编 . -- 南昌：江西科学
技术出版社，2019.9

ISBN 978-7-5390-6829-9

Ⅰ.①肝… Ⅱ.①魏… Ⅲ.①肝癌 - 诊疗 - 指南
Ⅳ.① R735.7-62

中国版本图书馆 CIP 数据核字（2019）第 113388 号

国际互联网（Internet）地址： http://www.jxkjcbs.com
选题序号： ZK2018574
图书代码： D19005-101

肝净：解密肝癌

魏小勇　主编

GANJING: JIEMI GAN'AI

出版发行 / 江西科学技术出版社
社址 / 南昌市蓼洲街 2 号附 1 号
邮编 / 330009
电话 / 0791-86623491
印刷 / 雅昌文化（集团）有限公司
经销 / 各地新华书店
开本 / 889mm × 1194mm　1/32
印张 / 5
字数 / 75 千字
版次 / 2019 年 9 月第 1 版　2019 年 9 月第 1 次印刷
书号 / ISBN 978-7-5390-6829-9
定价 / 36.00 元

赣版权登字 -03-2019-193

加入"肝癌教育圈"
不再"谈癌色变"！

原发性肝癌在我国属于高发恶性肿瘤，目前我国发病人数约占全球的55%，在肿瘤相关死亡中仅次于肺癌，位居第二。肝癌正严重威胁我国人民的健康和生命。因此，为了帮助肝癌患者及家属科学地认识肝癌，做到早预防、早诊断、早治疗，我们准备了如下学习资料：

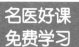
名医好课
免费学习

微信扫一扫
肝癌线上资源享不停

专家直播 HOT
专家直播教你
如何正确面对肝癌

视频资源
肝癌知识讲座
在线看

名医文章
名医好文章
免费分享

丛书编委会

编委会主任　丁晓群

编委会副主任　曾传美　王金林　朱烈滨　谢光华　龚建平
李晓琼　万筱明

编委会委员（按姓氏笔画排序）

朱　琏　张保华　罗礼生　敖力勋　聂冬平　曾向华　温晓明
谭友文　操秋阳

本书编写组

主　编

魏小勇　江西省肿瘤医院肝胆肿瘤科　　副主任医师

编　者

解长佶　江西省肿瘤医院肝胆肿瘤科　　副主任医师

徐国辉　江西省肿瘤医院肝胆肿瘤科　　副主任医师

胡续光　江西省肿瘤医院肝胆肿瘤科　　副主任医师

张康梅　江西省肿瘤医院中医科　　　　主治医师

何　叶　江西省肿瘤医院肝胆肿瘤科　　副主任护师

统　稿

范时兰　江西省肿瘤医院肝胆肿瘤科

序 言
PREFACE

　　春风化雨，征程万里。党的十八大以来，以习近平同志为核心的党中央坚持把人民健康放在优先发展的战略位置，提出"没有全民健康，就没有全面小康""要做身体健康的民族"，从经济社会发展全局统筹谋划加快实施"健康中国"战略。实施健康中国行动，提升全民健康素质，功在日常，利国利民。2019 年 7 月，国家层面出台了《关于实施健康中国行动的意见》《健康中国行动（2019—2030 年）》，从干预健康影响因素、维护全生命周期健康和防控重大疾病等三方面提出实施 15 项专项行动。

　　江西省委、省政府历来高度重视人民健康，积极出台实施《"健康江西 2030"规划纲要》，加快推进"健康江西"建设，全省卫生健康领域改革与发展成效显著，医疗卫生服务体系日益健全，人民群众健康水平和健康素养持续提高。我省积极响应健康中国行动号召，加快推进健康江西行动，更加精准对接群众健康需求，全方位全周期保障人民健康，为共绘新时代江西改革发展新画卷筑牢坚实健康基础。

江西省卫生健康委员会与江西省出版集团公司共同打造的"健康江西"全媒体出版项目，包括图书出版和健康教育平台，内容涵盖健康政策解读、健康生活、中医中药、重大疾病防治、医学人文故事、卫生健康文化、医企管理等内容。《全媒体"健康传播"系列丛书》是"健康江西"全媒体出版项目中一套优秀的、创新的健康科普读物，由相关领域的医学专家潜心编写，集科学性、实用性和可读性于一体。同时推出"体验式"及"参与式"模式，实现出版社、专家、读者有效衔接互动，更好地为读者服务。

读书与健康生活相伴，对人民群众全生命周期的健康呵护与"健康江西"全媒体形式的结合，堪称健康理念、健康知识、健康方法、健康养成系统化传播全新的尝试，理应受到广大读者的喜爱，尤其希望从中获取更多有益的信息、健康的妙招、管理的智慧和生命的力量。

江西省卫生健康委党组书记、主任

2019 年 8 月 20 日

前 言
FOREWORDS

　　原发性肝癌是临床上最常见的恶性肿瘤之一，根据最新统计，全球发病人数已超过62.6万/年，居恶性肿瘤发病人数的第5位；死亡人数接近60万/年，位居肿瘤相关死亡人数的第3位。原发性肝癌在我国属于高发恶性肿瘤，目前我国发病人数约占全球的55%，在肿瘤相关死亡中仅次于肺癌，位居第2。肝癌正严重威胁我国人民的健康和生命。

　　由于肝癌的恶性程度高，发病隐匿，很多患者发现时就已是晚期，缺乏有效的治疗手段，所以让患者及家属了解肝癌的发病原因、预防手段及如何做到早诊断早治疗显得尤为重要。随着医疗技术的进步，即使是肝癌晚期患者，通过多种治疗手段的联合，也有很多得到比较好的康复。肝癌患者选择适合自己的治疗方案，调整好自己面对疾病的心态，可能会有意想不到的效果。

"肝癌会传染吗？肝癌手术后需要使用什么方法预防复发？肝癌患者饮食上有什么需要注意的？……"这些都是肝癌患者及家属最关心和最希望了解的问题，也是从事肝癌疾病诊治医生每天都在重复回答的问题。普及肝癌的知识，结合患者的需求编写一本通俗易懂的肝癌疾病科普读物，让医生从每天烦琐的解答科普问题中解放出来，从而有更多的时间为广大患者健康服务，成为一件刻不容缓的事情。

基于上述原因，江西省肿瘤医院肝胆肿瘤科作为江西省的肝肿瘤诊治中心，有责任和义务组织编写一本让患者全面了解肝癌的科普图书。本书由魏小勇主任主编，精选了肝癌患者及家属最关心的一些问题，对其做了全面系统的介绍，语言通俗易懂，科普性强，同时兼顾了一定的专业性，既适用于肝癌患者及家属，也对刚刚从事肝癌诊治的医生和护理人员有一定帮助。

目 录
CONTENTS

你需要了解的肝癌基础知识

肝癌看病不犯难

PART 1

你需要了解的肝癌基础知识

肝脏的基础知识

　　肝脏是人体最大的实质性器官，被喻为"人体最大的化工厂"，每时每刻都在各种催化酶的参与下，进行着各种各样的化学反应。肝脏是维持生命活动不可或缺的重要脏器，"保护肝脏，就是珍惜生命"。

位置

　　肝脏位于人体内右上腹，重约 1500 克，隐藏在右侧膈下和肋骨内侧，大部分肝被肋弓所覆盖，仅在腹上区、右肋弓间露出并直接接触腹前壁，肝上面则与膈及腹前壁相接。

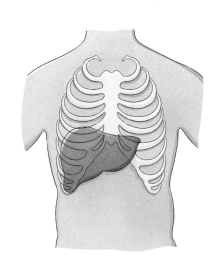

从体表投影看，肝上界在右锁骨中线第 5 肋骨，右腋中线平第 6 肋骨；肝下界与肝前缘一致，起自肋弓最低点，沿右肋弓下缘左上行，至第 8、9 肋软骨结合处离开肋弓，斜向左上方，至前正中线，到左侧至肋弓与第 7、8 软骨的结合处。

宏观结构

肝脏呈不规则楔形，右侧钝厚而左侧扁窄，借助韧带和腹腔内压力固定于上腹部，其大部分位于右侧季肋部，仅小部分超越前正中线达左侧季肋部。

外观可分膈、脏两面，膈面光滑隆凸，大部分与横膈相贴附，其前上面有镰状韧带，前下缘于脐切迹处有肝圆韧带；镰状韧带向后上方延伸并向左、右伸展称冠状韧带，冠状韧带又向左、右伸展形成左、右三角韧带，在右冠状韧带前后叶之间，有一部分肝面没有腹膜覆盖，称肝裸区。

脏面有 2 个纵沟和 1 个横沟，构成 H 形。右纵沟由胆囊窝和腔静脉窝组成，其后上端为肝静脉进入下腔静脉处，即第 2 肝门所在；其后下端为肝短静脉汇入下腔静脉处，此为第 3 肝门所在；左纵沟则由脐静脉窝和静脉韧带组成。横沟连接 2 条纵沟，为第 1 肝门所在，在横沟右端伸向肝右方，常见一侧沟，称右切迹。

微观结构

　　肝脏是由肝细胞组成的，肝细胞极小，必须通过显微镜才能看到。人的肝脏约有 25 亿个肝细胞，5000 个肝细胞组成一个肝小叶，因此人肝的肝小叶总数约有 50 万个。肝细胞为多角形，有 5~6 个面，不同的生理条件下大小有差异，如饥饿时肝细胞体积变大。每个肝细胞表面可分为窦状隙面、肝细胞面和胆小管面 3 种。肝细胞里面含有许许多多复杂的细微结构，如肝细胞核、肝细胞质、线粒体、内质网、溶酶体、高尔基复合体、微粒体及饮液泡等。每一种细微结构都有它极其重要而复杂的功能，这些功能是我们生命的保证。

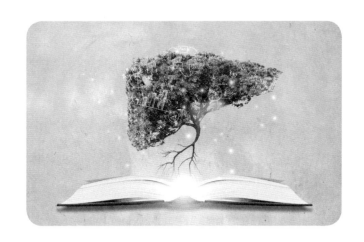

肝脏的生理功能

肝脏功能非常复杂，在肝脏内进行的生物化学反应达 1500 种之多，几乎参与体内一切代谢过程。

解毒功能（生物转化功能）

肝脏对来自体内和体外的许多非营养性物质，如各种药物、毒物以及体内某些代谢产物，具有生物转化作用，通过新陈代谢将它们彻底分解或以原形排出体外，这种作用也被称作"解毒功能"。

毒物经过生物转化，大多可以转变为无毒或毒性较小、易于排泄的物质；但也有一些物质反而毒性增强（如假神经递质形成），溶解度降低（如某些磺胺类药）。

代谢功能

食物中的糖类转变成葡萄糖后，部分在肝内转变成糖原，当身体需要时，肝糖原又可分解为葡萄糖而释放进入血液。在人体摄取过量的营养后，可能会引起脂肪肝，影响肝的代谢功能。因此，肝病患者的血糖会时常发生变化。

食物中的蛋白质经过消化分解变成氨基酸而被吸收，然后在肝脏内重新合成各种人体所需的重要蛋白质，如白蛋白、凝血酶原等。肝脏还可将氨基酸代谢产生的氨合成尿素，后经肾脏排出。肝损害严重时可出现低蛋白血症、凝血功能障碍和血氨升高等症状。

肝脏是脂肪运输的枢纽。人体摄入的一部分脂肪经过消化吸收后进入肝脏，再转变为体脂而贮存。肝脏还是体内脂肪酸、胆固醇、磷脂合成的主要器官之一，多余的胆固醇随胆汁排出。人体内血脂的各种成分是相对恒定的，而当脂肪代谢紊乱时，过多的脂肪会堆积于肝脏内，形成"脂肪肝"。

正常情况下，血液中各种激素都保持一定含量，多余的激素经肝脏处理后失去活性。当患肝病时，人体可能出现雌激素灭活障碍，引起男性乳房发育、女性月经不调及性征改变。肝

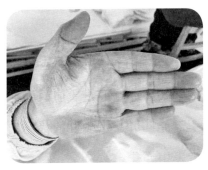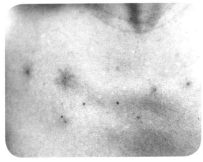

肝掌和蜘蛛痣

病患者出现肝掌和蜘蛛痣，就是因雌激素分泌过多使小动脉扩张而引起的。

肝脏可贮存脂溶性维生素，人体 95% 的维生素 A 都贮存在肝内，肝脏是维生素 C、维生素 D、维生素 E、维生素 K、维生素 B_1、维生素 B_6、维生素 B_{12}、烟酸、叶酸等多种维生素贮存和代谢的场所。

当肝功能发生障碍时，其他脏器合成的维生素不能通过肝脏利用，可致使维生素缺乏。因此，肝病患者要补充多种维生素。

分泌胆汁功能

肝细胞能不断地生成胆汁酸和分泌胆汁，胆汁经胆管流入肠道，帮助消化脂肪以及促进脂溶性维生素 A、维生素 D、维生素 E、维生素 K 的吸收。

凝血、造血、储血和调节循环血量的功能

肝脏是人体内多种凝血因子的主要制造场所，人体内有 12 种凝血因子，其中最重要的纤维蛋白原、凝血酶原，都是在肝脏内合成的。

正常情况下，肝内静脉窦可以贮存一定量的血液，在机体失血

时，从肝内静脉窦排出较多的血液，以补偿周围循环血量的不足。

免疫防御功能

　　肝脏是人体内最大的网状内皮细胞吞噬系统。肝静脉窦内皮层含有大量的肝巨噬细胞，具有很强的吞噬能力，能吞噬血液中的细菌、毒素及其他颗粒物质。因此肝病患者的免疫力低下，难以抵抗外界致病原的入侵，容易中毒或感染。如流感、发热等症状，可导致肝病反复或加重。

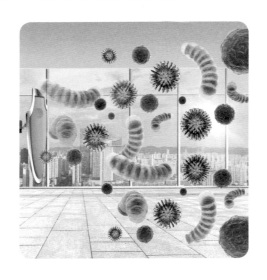

肝癌的定义及危险因素

什么是肝癌

肝癌分为原发性肝癌和转移性肝癌。转移性肝癌主要指全身多个器官起源的恶性肿瘤侵犯肝脏。人们日常说的肝癌指的多是原发性肝癌。

原发性肝癌（Primary liver cancer，PLC，以下简称肝癌）是常见的恶性肿瘤，主要包括肝细胞癌（Hepatocellular Carcinoma，HCC）、肝内胆管癌（Intrahepatic Cholangiocarcinoma，ICC）和HCC-ICC 混合型 3 种不同病理类型，三者在发病机制、生物学行为、组织学形态、治疗方法以及预后等方面差异较大，其中肝细胞癌占到 85%~90% 以上。

肿瘤的分类

根据肿瘤生长特征以及对人体的影响和危害不同，肿瘤可分成良性和恶性两类。良性肿瘤和恶性肿瘤之间并没有绝对的界限，恶性程度最低的恶性肿瘤与良性肿瘤相似，某些良性肿瘤因其生长在重要脏器周围，对人体也会构成极大的危害。人们日常所说的癌即指恶性肿瘤。

在肝脏中发现肿物一定是肝癌吗

肝癌患者在肝脏中可以发现肿物，但在肝脏中发现的肿物并非一定是肝癌。许多肝脏疾病均可以在肝脏中发现肿物，这既可能是良性疾病，也可能是恶性疾病。因此在发现肝脏肿块后，必须去正规的医院就诊，采取规范的诊疗手段以明确肿块的性质。

肝脏偶发的肿块包括肝囊肿、良性实体肿瘤、原发性或转移性肝癌。

良性病变中，肝血管瘤是最常见的需要与肝癌鉴别的疾病，患者一般无症状，肝质地软，无肝病背景，甲胎蛋白检测阴性。通过 B 超、CT 等影像学检查可与肝癌明确区分。

肝囊肿也表现为肝占位，常为多发，并合并肾囊肿，患者常有家族史，一般无症状，也无肝病背景。B超表现为液性暗区，CT增强扫描时，造影剂绝不进入病灶，常可凭借以上几点与肝癌相鉴别。

肝包囊虫病是一种寄生虫病，流行于牧区。该病也可在肝形成肿块，但患者通常无症状，B超检查可发现肝内有多个囊性暗区。包囊虫病抗原皮肤试验多为阳性，与肝癌不难鉴别。

肝脓肿常伴有发热、肝区痛、白细胞计数和中性粒细胞分类增高等炎症现象，最佳的诊断方法是肝穿刺，抽得脓液即可诊断。

恶性疾病中，最常见的是原发性肝癌，原发性肝癌通常有肝病史，结合甲胎蛋白检测、CT等检查可明确诊断，而转移性肝癌多是胃肠道的转移癌，通过胃肠检查经常可找到原发灶。肝转移癌一般无肝病基础，且多为多发病灶，CT和B超检查可进一步协助诊断。

总之，通过临床表现和辅助检查，大多数肝癌与其他疾病不难做出鉴别。如果仍不能做出诊断，可以行肝穿刺活检，得到最终的病理诊断。

良性病变	恶性病变
肝囊肿	肝细胞癌
肝血管瘤	胆管细胞癌
局灶性结节性增生	胆囊癌
肝腺瘤	转移性肝癌
肝囊腺病	肝肉瘤
肝脓肿，慢性炎性肉芽肿	类癌肝转移

肝癌的高危因素

高危因素 1：病毒性肝炎

有病毒性肝炎病史的患者，由于肝功能本身就已经受到一定程度的损坏，若再加上饮食不规律、抽烟等习惯，很容易从一般的肝病转化成肝癌，肝炎病毒感染→慢性肝炎→肝硬化→肝癌是最主要的发病过程，小部分患者在慢性肝炎阶段就可发展为肝癌。我国90%以上的肝细胞性肝癌患者都具有乙肝病史，乙型肝炎是最高致癌风险因素。因此减少乙肝病毒感染，可有效降低肝癌的发病率。

高危因素 2：食用霉变食物

霉变的食物中常含有大量黄曲霉毒素，而黄曲霉毒素具有强力致肝癌作用，目前已绘出的全国黄曲霉菌污染分布图与肝癌死亡率的地理分布图十分吻合。黄曲霉菌的毒素 B_1 对肝脏有强烈的毒性，并被认为与乙肝病毒有协同致癌作用。此外，黄曲霉素可损害细胞免疫功能，促使乙肝病毒在一定人群中高度流行，导致一些乙肝患者迁延不愈，直到发展为肝硬化或肝癌。

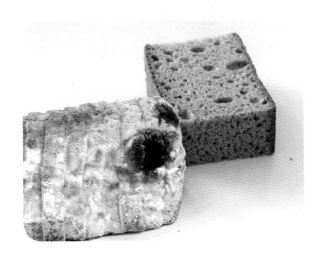

酒精对肝脏有明显的毒性作用，许多研究表明，酒精的消耗量与肝癌的死亡率呈正相关，而且酒的种类也是引发肝癌的危险因素之一，饮混合酒和烈性酒的危险度分别是不饮酒的 7.41 倍和 6.5 倍，饮混合酒患肝癌的概率是饮温和酒或不饮酒的 6.1 倍。

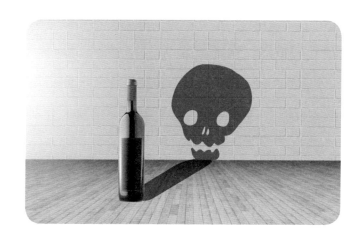

虽然酒精不一定是肝癌的致癌物，但酒精可以作为乙肝病毒、性激素等肝癌危险因素的诱发剂、促进剂，有强化或促进致癌物的作用。肝炎史与饮酒史对肝癌的发生有协同作用，肝炎可能是肝癌较为主要的致病因素，酒精可能是肝癌发生的辅助因素。一般来说，过量、长期饮酒可引起肝解毒功能下降，营养素摄入减少，机体免疫功能下降，逐步形成脂肪肝、酒精性肝炎及肝硬化等，最终导致肝癌。

高危因素 4：长期饮用污浊的饮用水

地面水常被有机致癌物（如六氯苯、苯并芘、多氯联苯等）污染。肝癌高发区江苏省启东市报道，饮沟塘水的居民与饮井水的居民肝癌死亡率有明显差别，饮沟塘水的发病率更高。近年发现池塘中生长的蓝绿藻是强致癌植物，可污染水源。

高危因素 5：遗传因素

目前没有科学依据说明肝癌会遗传，但肝癌具有一定的家族聚集现象，这可能与遗传易感性有关，也与家族饮食习惯及生活环境有关。因此家里有肝癌患者的朋友最好做好肝癌的预防，或是改变一下家里的环境，注意饮食习惯等，防止肝癌的再次发生。如果出现肝癌的类似症状建议尽早就医，对于一些年纪大的朋友应每年进行一次体检。

高危因素 6：非酒精性脂肪肝病

非酒精性脂肪肝病（NAFLD）是指除酒精和其他明确因

素（如病毒性肝炎、药物性脂肪肝等）所致，与胰岛素抵抗以及代谢综合征密切相关的疾病，包括单纯性脂肪肝（NAFL）及由其演变的非酒精性脂肪性肝炎（NASH）、肝纤维化、肝硬化以及肝癌。在我国，其发病率仅次于病毒性肝炎，居第2位，且近年呈上升趋势，在肝脏疾病中，非酒精性肝病的比例甚至达到了49.3%。而非酒精性肝炎一旦进展到肝硬化，将会有1%~4%的患者进展为肝癌。

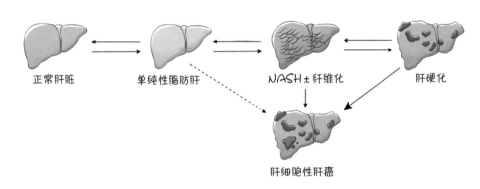

正常肝脏   单纯性脂肪肝   NASH±纤维化   肝硬化

肝细胞性肝癌

高危人群如何监测

对肝癌高危人群的筛查，有助于早期发现、早期诊断、早期治疗，是提高肝癌疗效的关键。在我国，肝癌的高危人群主要包括：具有乙型肝炎病毒（Hepatitis B virus，HBV）和 / 或丙型肝炎病毒（Hepatitis C virus，HCV）感染，长期酗酒，有非酒精脂肪性肝炎，食用过被黄曲霉毒素污染食物，因各种原因引起的肝硬化以及有肝癌家族史等的人群，尤其是年龄 40 岁以上的男性。血清甲胎蛋白（Alpha-fetoprotein，AFP）和肝脏超声检查是早期筛查的主要手段，建议高危人群每隔 6 个月至少进行一次检查。

与肝癌密切相关的病毒性肝炎

患了病毒性肝炎就一定会患肝癌吗

病毒性肝炎分为甲型、乙型、丙型、丁型、戊型等，常见的类型为甲型肝炎、乙型肝炎、丙型肝炎。

甲型肝炎：大多数患者在 3 个月内恢复健康，一般不会发展成为慢性肝炎，也不会引起肝硬化，而且患病后终生免疫

乙型肝炎：有 5% 左右的患者转变为慢性肝炎。如果急性炎症期间，过劳、饮酒、性生活过度、服用损肝的药物，或处于中晚期妊娠状态，都比较容易使病情急剧加重

丙型肝炎：40% 左右的急性丙型肝炎患者比较容易转化为慢性肝炎。其中，黄疸型急性丙肝比无黄疸型急性丙肝更易发展成为慢性肝炎

其中，乙型肝炎和丙型肝炎可能会演变成为肝硬化，最终发展成为肝癌。但是，通常也只有非常少的一部分乙型肝炎和丙型肝炎最终转化为肝癌。因此，患了肝炎以后，不必恐慌，通过规范的抗病毒治疗，可以显著减缓肝组织纤维化的进展和降低肝硬化发生率，预防肝癌的发生。

乙型病毒性肝炎与肝癌有什么关系

在全球范围内，肝癌最常见的危险因素就是慢性乙型肝炎，尤其是在我国，由乙肝引起的肝癌占所有肝癌人数的80%左右。由于病毒反复攻击肝脏，长期感染乙型肝炎的人群比未感染的人群发生肝癌的可能性高出约100倍。

每年有20%左右的乙肝病毒慢性感染者，临床上可以明确诊断为程度不等的慢性肝炎。极少数乙肝病毒慢性感染者，还有可能发展成为慢性重型肝炎。在乙肝病毒慢性感染人群中，每年有5%左右发展成为有症状的肝硬化。每年有1%左右的肝硬化患者发生肝细胞癌变。

不同阶段的乙肝病毒感染者患乙肝的概率也是不一样的，如大三阳（乙肝表面抗原、核心抗体、e抗原阳性）患者，病毒处于活动期，具有传染性；小三阳（乙肝表面抗原、核心抗体、e 抗体阳性）患者，一般是肝炎携带者，传染性比较低。大三阳转化为肝癌的概率更高，也更加需要重视，需要同时进行 HBV–DNA 的检测。

虽然目前尚未有可以治愈乙肝的药物，但通过正规的抗病毒治疗可以控制乙肝发展，减少肝硬化及肝癌的发生率，对于没有感染乙肝且没有乙肝抗体的人群，可以通过接种乙肝疫苗来阻止乙肝病毒感染。

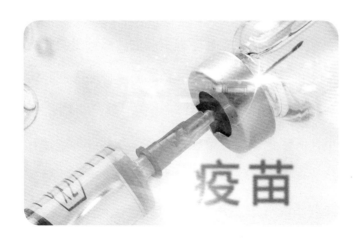

丙型病毒性肝炎也与肝癌有关吗

慢性丙肝感染引起的肝硬化也可导致肝癌。在美国、西欧等国家和地区，与丙型肝炎相关的肝癌病例数量持续上升，并且可能在未来 10~20 年内翻倍。有数据显示，丙肝病毒慢性感染者 20 年后，肝硬化的发生率为 10%~15%。感染丙肝病毒 30 年后，大约 2% 的患者有可能发生肝细胞癌变。因此，感染丙肝后需要引起足够重视。

万一不小心感染了丙肝，也不必担心，丙肝已经可以被治愈。

肝硬化是如何发生的

肝硬化是由一种或多种原因引起的，以肝组织弥漫性纤维化、假小叶和再生结节为组织学特征的进行性慢性肝病。

在我国大多数为肝炎后肝硬化，少部分为酒精性肝硬化和血吸虫性肝硬化。病理组织学上有广泛的肝细胞坏死、残存肝细胞结节性再生、结缔组织增生与纤维隔形成，导致肝脏结构破坏和假小叶形成，肝脏逐渐变形、变硬而发展为肝硬化。早期由于肝脏代偿功能较强可无明显症状，后期则以肝功能损害和门脉高压为主要表现，并有多系统受累，晚期常出现上消化道出血、肝性脑病、继发感染、脾功能亢进、腹水、癌变等并发症。

病毒性肝炎中约有 10% 发展为慢性肝炎，而慢性肝炎中约有 50% 可发展为肝硬化。其中以乙型肝炎为主，其次是丙型肝炎。因此肝炎、肝硬化、肝癌的关系非常密切，常被称为是"肝病的三部曲"，但这样并不是绝对的。临床上我们常见到肝硬化患者有的已患病三四十年，却终生未出现肝癌。

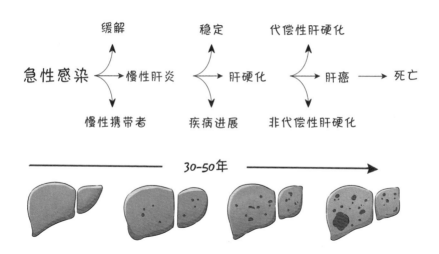

肝癌常见的症状

原发性肝癌早期症状多不明显，有些患者是在体检的过程中发现肝癌。这是因为肝脏是人体内最大的实质性器官，早期肝内小肝癌不会引起任何症状。因此，对肝癌高发人群的定期体检是一项早期发现肝癌的重要手段。

然而原发性肝癌的病程一般发展迅速，当典型症状出现后往往提示病情已较晚，预后相对较差。以下为原发性肝癌的常见症状：

肝区疼痛：右上腹疼痛为最常见和最重要的症状，疼痛多为持续性隐痛、胀痛或刺痛，夜间或劳累后加重

消化道症状：如食欲减退、腹胀、恶心、呕吐、腹泻等。当出现持续性消化道症状，同时肝脏进行性肿大，又不能以其他肝病解释时，应警惕肝癌的可能

乏力、消瘦：早期常不明显，随着病情发展而日益加重，体重也日渐下降。少数晚期患者则呈恶病质表现

发热：多为持续性低热，37.5~38℃，发热前无寒战，抗生素治疗往往无效

其他：如发生肝外转移时可出现相应部位的症状。如肺转移，患者可以表现为呼吸困难、咳嗽和咯血

继发性肝癌又称转移性肝癌，系指全身多个器官起源的恶性肿瘤侵犯肝脏。一般常见于胃、胰腺、胆道、结直肠、卵巢、子宫、肺、乳腺等器官的恶性肿瘤肝转移。

原发肿瘤的临床表现：主要常见于无肝病病史的患者，且因为是早期的肝脏转移，未表现出相应临床症状，而原发肿瘤的症状又明显多为中晚期。此类患者的继发性肝癌多发现于原发治疗的检查及随访中

继发性肝癌的临床表现：患者多主诉为上腹或肝区隐痛或闷胀不适，伴随病情的发展，患者常出现乏力、发热、食欲差或消瘦等症状。体检时在中上腹部常发现肝脏的肿大，或者有触痛、质地较坚硬的硬结节，而晚期则伴随出现贫血、黄疸和腹水等症状。此类患者的临床表现与原发性肝癌类似，但一般发展相对较缓慢，程度也相对更轻，多发现于做肝脏的各类检查时疑为转移，可通过进一步检查或手术探查去寻找原发病灶，也有部分患者在接受多种检查后仍无法找到原发病灶

既有原发肿瘤，也有继发性肝癌的临床表现：主要发现于均不是早期的原发肿瘤及转移性肝癌中，患者除肝脏有类似于原发性肝癌的临床表现及体征外，同时包含有原发肿瘤引起的临床症状，例如结直肠癌肝转移时，同时会伴有便血，排便习惯以及粪便性状的改变等

肝癌的并发症

随着病情发展，许多患者的死亡并非肝癌所致，而是死于并发症。常见威胁生命的并发症有以下几种：

肝癌破裂出血是肝癌患者的一种严重而致命的常见并发症，发生率为 5.46%~19.8%，是肝癌患者的主要死亡原因之一，占肝癌死因的 9%~10%，在肝癌死亡原因中占第 4 位。由于本病发病突然、急剧，且常伴休克，故其治疗困难，预后较差，如不积极救治，多数患者会迅速死亡。

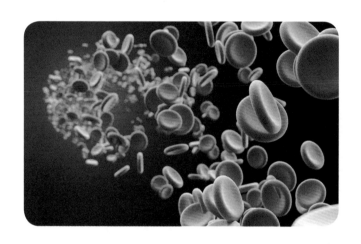

肝性脑病又称肝昏迷或肝脑综合征，是肝癌终末期的常见并发症。以中枢神经系统功能失调和代谢紊乱为特点，以智力

减退、意识障碍、神经系统体征及肝脏损害为主要特点，也是肝癌常见的死亡原因之一，占肝癌死因的 30%。

上消化道出血

上消化道出血是肝癌常见并发症，可发生于晚期肝癌患者，也可发生于肝硬化合并早期肝癌患者，是肝癌的主要死亡原因之一。

腹水

腹水是局限性水肿的一种，是指过多的液体在腹腔内积聚。正常情况下腹腔内约有 50mL 的少量液体起润滑作用，当液体量超过 200mL 时即可称为腹水，当腹腔内液体超过 1000mL 时，体检中可发现移动性浊音阳性。无论是原发性肝癌还是继发性肝癌均常伴发腹水，这与肝癌患者常伴有肝硬化、门静脉高压关系密切。

关于肝癌你可能会问医生的问题

 肝癌会传染吗？

肝癌本身不具有传染性，但肝癌患者可能伴有乙型肝炎或者丙型肝炎等肝病，如果患者同时合并活动性肝炎，则有传染肝炎的可能，主要传染途径为母婴传播、血液传播及医源性传播。

综上，肝癌本身并不会传染，我们不必害怕，但是也不能掉以轻心，我们应该在生活中注意家庭的饮食习惯和生活方式，并且要有一个良好的心态，积极乐观面对疾病和患者朋友，适当地去关心、爱护他们，不让他们在身体受到创伤的同时，再受到心理打击，帮助他们在心理上战胜疾病。

肝癌出现黄疸就是晚期了吗？

肝癌出现黄疸不一定是肝癌晚期，有些肝癌早期也会出现黄疸，临床上称此肝癌为"黄疸性肝癌"，它很容易误诊为胆道结石、胆道肝癌。

黄疸性肝癌，有可能肿瘤本身并不一定很大，但较早侵犯小胆管。由于肿瘤很小，进行 B 超检查时容易漏诊或误诊为胆结石。这种肝癌若能早期确诊的话，手术效果同其他早期肝癌相似。

PART 2

肝癌看病不犯难

如何选择一家合适的医院

怀疑肝癌时，如何选择医院就诊

如果在县级二级综合医院，建议到县人民医院普外科或者肿瘤科就诊检查。

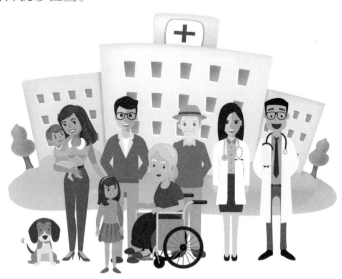

如果在市区级医院，建议到普外科或者肿瘤科就诊检查。

对于省级三甲医院，可到综合医院的普外科、肝胆外科或者肿瘤科就诊；肿瘤专科医院到肝胆肿瘤科就诊。

已经诊断肝癌，如何选择医院治疗

肝癌的治疗方法主要有手术，微创技术（如介入、微波消融、射频消融术），靶向药物，化疗及放疗。如果医院具备这些治疗方法，说明这家医院可以选择。评估医院治疗肝癌的水平如何，可以参考医院的学术水平和临床治疗肝癌的例数，主要是手术和微创技术的治疗例数。当然，也可以通过查询卫生管理部门网站上公布的权威数据。

如果是县级医院及市区级医院无法处理的肝癌，建议患者直接到肿瘤专科医院就诊，因为肿瘤专科医院收治的基本上都是肿瘤疾病患者，疾病具有很细的分科，肿瘤相关学科建设完备，诊断治疗手段齐全且多样化，可以做到专病专治。尤其是一些复杂的病例，能快速集合外科、内科、介入科、放疗科专家等完成多学科综合治疗模式，为患者提供高效服务。在分级诊疗制度中，肝癌治疗主要是在三级医院。

多学科团队协作（multi-disciplinary team MDT）：由多学

科专家围绕某一病例进行讨论，在综合各学科意见的基础上为患者制订出最佳的治疗方案。国际上肿瘤患者的治疗，MDT汇集肿瘤外科、内科、放疗、介入科、影像、病理、检验、基础医学、护理等各学科积极参与，从而提供高质量的诊治建议和最佳的治疗计划，并且能提供个体化治疗方案，使患者最大化受益。医生们通过MDT达成治疗的共识，即先采用什么治疗方案，后采用什么治疗方法，或不应该采用何种方式，以患者为中心，为患者提供"一站式"服务，避免患者及家属有病乱投医，咨询多个医院、多个科室、多个专家，结果还是一头雾水。

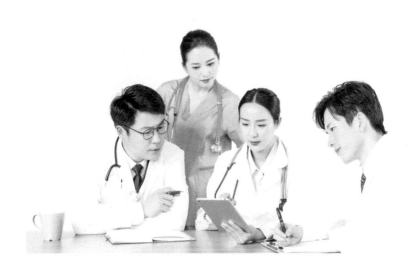

关于肝癌常规的检查和治疗，患者所在省份的肿瘤医院及省级三甲医院一般都有，并且团队技术力量相当成熟。当然还可以去全国著名的大型医院诸如上海东方肝胆外科医院、中国人民解放军总医院（301医院）、中山大学肿瘤防治中心等，可以参加他们的新药临床药物试验。

因此，对于肝癌患者的就医，我们的推荐是：首先推荐肿瘤专科医院；其次推荐的是三级甲等综合医院，一般都设有外科、肿瘤科及介入科；再其次推荐的是市级肿瘤专科医院。部分有条件的县级医院能完成部分或全部治疗（手术，介入，尤其是姑息治疗等）也可以选择。

可能会接受的相关检查

肝功能

肝功能检查即通过各种生化试验方法检测与肝脏功能有关的各项指标，以反映肝脏功能基本状况，主要包括：

反映肝实质损害的指标包括丙氨酸氨基转移酶（ALT）、天门冬氨酸氨基转移酶（AST）

反映胆红素代谢及胆汁淤积的指标主要包括总胆红素、直接胆红素、间接胆红素，尿胆红素、尿胆原、血胆汁酸（TBA）、γ-谷氨酰转肽酶（γ-GT）

反映肝脏合成功能的指标，主要包括白蛋白、前白蛋白、胆碱脂酶等

肝脏凝血功能的检测指标，凝血四项包括凝血酶原时间（PT）、活化部分凝血活酶时间（APTT）、凝血酶时间（TT）、纤维蛋白原（FIB）等

肝功能分级：肝功能的 Child-Pugh 分级标准，即肝性脑病的有无及其程度、腹水、血清胆红素、血清白蛋白浓度及凝血酶原时间 5 个指标的不同程度。综合计算分三级：A 级为 5~6 分，肝功能最好；B 级为 7~9 分；C 级为 10~15 分，肝功能最差。

各项指标分值	1 分	2 分	3 分
肝性脑病	无	1~2 度	3~4 度
腹水	无	轻	中度及以上
血清胆红素（μmol/L）	< 34.2	34.2~51.3	> 51.3
血清白蛋白（g/L）	≥ 35	28~34	< 28
凝血酶原时间（秒）	≤ 14	15~17	≥ 18

注意事项：必须在空腹时抽血检查。空腹时间一般为 8~12 小时。抽血检查前一天最好禁酒类及保证充足睡眠。肝功能检查多项内容测定值与饮食有一定关系，如饮酒易使某些血清酶值升高。

甲胎蛋白（AFP）

甲胎蛋白（AFP）检查，即通过抽血检查肝癌标记物甲胎蛋白的数值。甲胎蛋白是诊断原发性肝癌的特异性肿瘤标志物，具有确立诊断、鉴别诊断、动态观察肝癌变化的作用。当甲胎蛋白大于 400ug/L 且持续 4 周时，或甲胎蛋白在 200~400ug/L、持续 8 周时，在排除其他引起甲胎蛋白增高的因素如急慢性肝炎、肝炎后肝硬化、胚胎瘤、消化道癌症等后，需再结合检查如 B 超、CT、磁共振（MRI）等，方可做出肝癌诊断。

肝炎系列

肝炎系列检查主要包括乙型病毒性肝炎和丙型病毒性肝炎，而常见的乙型病毒性肝炎检查就是乙肝五项（乙肝两对半）。第一项：乙肝表面抗原（用 HBsAg 表示）；第二项：乙肝表面抗体（用抗 -HBS 表示）；第三项：e 抗原（用 HBeAg 表示）；第四项：e 抗体（用抗 -HBe 表示）；第五项：核心抗体（用抗 -HBc 表示）。通过抽血，检测血液中乙肝病毒的血清学标志。检查结果通常用"+"或"-"号来表示，"+"号表示阳性，"-"号表示阴性。

第一项阳性，其余四项均为阴性，即（+----）。这种乙肝五项检查结果说明处于急性乙肝病毒感染的潜伏后期

第五项阳性，其余四项均为阴性，即（----+）。该结果说明患者为乙肝病毒的隐性携带者或正处于感染的窗口期，也说明曾感染过乙肝病毒

第一、三项阳性，其余三项均为阴性，即（+-+--）。这种乙肝五项检查结果表明处于急性乙肝的早期

第一、五项阳性，其余三项均为阴性，即（+---+）。该乙肝五项结果表明已感染过乙肝病毒，正处于恢复期

第一、三、五项阳性，其余两项均为阴性，即（+-+-+）。俗称"大三阳"，这种乙肝五项结果情况表明是急、慢性乙肝

第一、四、五项阳性，其余两项均为阴性，即（+--++）。俗称"小三阳"，表明是急、慢性乙肝

第四、五项阳性，其余三项均为阴性，即（---++）。该乙肝五项结果表明曾经感染过乙肝病毒，或者处于急性乙肝病毒感染的恢复期

第二、四、五项阳性，其余两项均为阴性，即（-+-++）。该结果说明既往感染过乙肝病毒，已被清除，且体内含有保护性抗体

第二、五项阳性，其余三项均为阴性，即（-+--+）。该结果说明被检查者接种了乙肝疫苗，或是乙肝病毒感染后已康复了，对肝炎病毒有一定免疫力

乙肝病毒 DNA（HBV-DNA）

乙肝病毒 DNA 检查主要是用来判断人体内存在乙肝病毒的多少和传染程度。肝癌和乙肝病毒关系紧密。

乙肝病毒 DNA 复制程度的大小并不代表肝脏实际损害的程度，复制程度高，并非就代表损害严重。

HBV-DNA 检查与是否进餐没有任何关系，所以如果只做 HBV-DNA 检查，检查前不用禁食。

肝纤维化四项

肝纤维化四项检查主要检查诊断慢性肝病患者炎症活动度、纤维化程度、病情发展状况。肝纤四项主要包括 4 个检查指标：层粘连蛋白、Ⅲ 型前胶原、Ⅳ 型胶原、透明质酸酶。

彩色多普勒超声

彩色多普勒超声简称为彩超，区别于 B 型超声（简称 B 超）。彩超简单地说就是高清晰度的黑白 B 超再加上彩色多普勒，彩超不是彩色 B 超。彩超具有彩色多普勒血流显像功能，可以减少干扰、提高图像清晰度、显示肝脏肿瘤及周边的血流情况。为非侵入性检查，对人体无任何不良影响，并且彩超设备普及面广，从县级医院到省级医院都有，现在很多体检中心都配 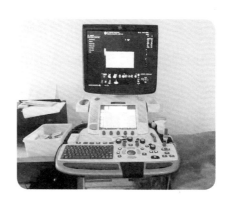 备有彩超设备，操作简单、费用低廉、直观准确，常用于初步筛查。常规超声筛查可以检出肝内可疑病变，鉴别囊性病变或者实质性病变，明确病灶与肝内血管的关系，术中探明肝脏肿块的位置，彩超引导定位，为制订临床治疗方案提供重要参考。

腹部超声检查肝脏要注意哪些事？

腹部超声（肝、胆、胰、脾、双肾等脏器）空腹8小时，检查前避免食用豆制品、奶制品，以防止胃肠道内容物及胀气的干扰

胆道系统检查前晚应清淡饮食，当天禁用早餐，使胆囊充盈胆汁，以利胆囊内病变的显示

做彩超前锻炼呼吸，需要配合医生调整呼吸，吸气或者呼气憋住，才能更好、更完整地观察肝脏病变

部分患者（如高血压）若因按时服药而饮用少量水，不会影响观察，必要时可与医生商量更改做彩超检查的时间

超声造影是通过注射静脉造影剂使后散射回声增强，提高超声在肝癌中诊断的敏感性和特异性的技术。观察造影剂在肝癌内特征性的表现，在一些微小肝癌的检出和定性诊断中有着重要的意义，并且可以评估肝癌治疗效果，如肝癌射频消融、肝癌微波消融等。与增强 CT 和 MRI 相比，超声造影拥有更多的优越性，如安全性好、无过敏反应、实时性强、检查费用相对较低。

X 线计算机断层摄影（CT）

CT 是 Computed Tomography 的缩写。CT 是用 X 线束对人体某部一定厚度的层面进行扫描，由探测器接收透过该层面的 X 线，转变为可见光后，由光电转换变为电信号，再经模拟 / 数字转换器转为数字，输入计算机处理。

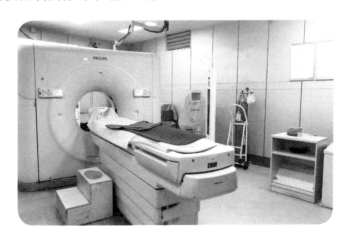

腹部 CT 检查分为平扫和造影增强扫描。CT 能清晰地显示解剖的准确部位病变程度，对肝癌病变分期等有较高价值，有助于临床制订治疗方案，尤其对于手术定位有重要意义。在肝脏检查方面，一般做腹部增强 CT 检查。

增强 CT 是指经静脉注入造影剂非离子型（如碘普罗安，碘克沙醇等）后再行 CT 扫描的方法。通过血液循环到达肝脏，正常肝脏与肝脏肿瘤内碘的浓度可产生差别，形成密度差，可使病变显影更为清楚，以显示平扫上未被显示或显示不清的病变，通过肝脏肿瘤有无强化及强化类型，对病变做出诊断。肝癌因丰富的血供及肝动脉供血，形成特征性的"快进快出"的表现。增强 CT 检查主要是通过注射，能清楚显示造影剂在肝癌中的特征性表现，而区别于其他的肝脏肿瘤。增强 CT 能显示肝癌的大小、肿块的数量，尤其是对于一些小的肝癌，能明确肿块的边界、血供情况，对肝癌的诊断及鉴别诊断有重要意义。通过一些 CT 软件及数字减影技术，可以重建肝脏内部的血管、胆管结构，明确肝癌与周边血管、胆管及脏器的关系，据此可对肝癌进行分期，指导治疗方案的制订。尤其是手术的路径选择，模拟肝癌切除手术，估算剩余肝脏的体积。

做腹部 CT 检查的注意事项有哪些？

告知医生有无过敏的病史，糖尿病患者、肾功能不全及哺乳的女性应在做 CT 之前告知医生，让医生做出评估

检查前一般建议空腹 4 个小时以上

扫描前一周不吃含金属的药物，不做胃肠道造影

若因饥饿出现头晕、出冷汗等低血糖症状，可以饮糖水

去除腹部衣物包括带有金属物质的内衣和各种物品以免金属会产生伪影，影响诊断

扫描过程中不要移动身体，听从技术人员的指导安排

在检查中如有不适，或发生异常情况，应立即告知医生

做完 CT 后尽量多饮水，以加快药物排泄

磁共振成像（MRI）

磁共振成像（MRI）是将人体置于特殊的磁场中，用无线电射频脉冲激发人体内氢原子核，引起氢原子核共振，并吸收能量。在停止射频脉冲后，氢原子核按特定频率发出射电信号，并将吸收的能量释放出来，被体外的接收器记录，经电子计算机处理获得图像。

MRI 对人体没有任何放射性损害，可多次检查。

MRI 检查应用于腹部尤其是肝脏病变检查，检查方式分为平扫、增强扫描、MR 血管成像（MRA）、MR 胆管成像（MRCP）。

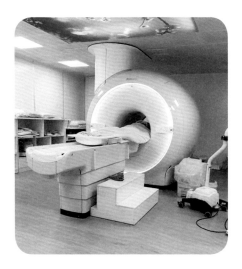

MRI 可以多角度、多方位显示肝癌的空间位置。尤其是胆道成像检查能清楚地显示肝脏全部的内外胆管，在梗阻性黄疸诊治中有着重要的意义，并且对一些肝脏良性肿瘤比如肝硬化结节、肝脏局灶性增生结节有着重要的参考价值。

进行 MRI 检查时应注意的事项：

绝对禁忌证：装有心脏起搏器者，以及血管手术后留有金属夹、金属支架者，或其他的冠状动脉、食管、前列腺、胆道进行金属支架手术者

相对禁忌证：身体内有不能除去的其他金属异物，如金属内固定物、人工关节、金属假牙、支架、银夹、弹片等金属存留者

进入磁共振检查室之前，应去除身上带的手机、磁卡、手表、硬币、钥匙、打火机、金属皮带、金属项链、金属耳环、金属纽扣等金属饰品或金属物品

多数 MRI 设备检查空间较为封闭，部分患者因恐惧不能配合完成检查

正电子发射断层－X线计算机断层组合系统（PET-CT）

PET-CT 主要应用于全身肿瘤诊断、疗效评价、复发和转移监测。能有效地判断全身肿瘤的情况，特别是弄清是否存在肿瘤全身转移。

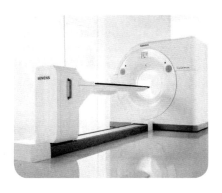

PET-CT 具有如下优点：

早期诊断肿瘤

PET-CT 一次检查即可快速获得全身影像

发现病变，明确病变部位，反映病变性质及程度

PET-CT 检查安全无创，但是价钱昂贵，一般不作为常规检查

PET-CT 检查须知：

提前预约

检查前 1~2 天可以多饮水，禁做剧烈运动，禁食 12 小时

详细提供病史、化验单、其他影像学检查结果

数字减影血管造影（DSA）

DSA 是一种侵入性创伤性检查，其是利用介入手段将导管插入相应的肝血管内进行血管造影的 X 线诊断方法，临床主要有肝动脉造影、门脉造影。DSA 可以显示肝脏血管解剖变异和重要血管解剖关系及门静脉浸润情况，为手术和介入治疗方案的确定提供重要依据。

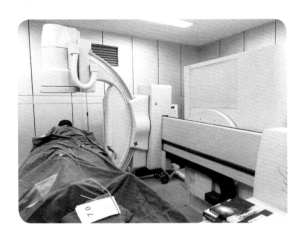

DSA 主要用于：

不典型肝癌的诊断及鉴别诊断，尤其是一些小肝癌

术前或治疗前要用于估计病变范围，特别是了解肝内播散的子灶情况

了解肝脏动脉解剖变异和肝动脉、门静脉与肿块的解剖关系以及肿瘤的滋养血供

拟行介入治疗

评估肝癌治疗效果

肝穿刺活体组织检查术

肝穿刺活体组织检查术简称肝穿刺，是一种有创检查。肝穿刺活体组织检查是一种能直接了解组织的病理变化，以做出较精确诊断的检查方法。一般患者在局部麻醉下，采用 18G 或者 16G 肝穿刺空芯针穿刺活检技术，在 B 超、CT 的定位和引导下经皮肤穿刺获取组织标本，经过处理后做病理组织学、免疫组化等检测，做出最终病理诊断，也可以用细针穿刺获取细胞学诊断。肝穿刺还可以用于诊断性治疗，比如

肝癌瘤内注射药物或无水酒精，肝癌微波消融等。

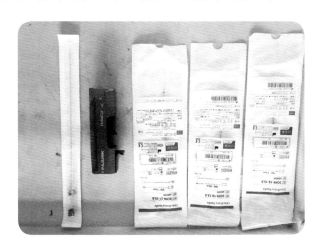

肝穿刺活检一般是安全的。

肝穿刺注意事项：

为了安全，要求住院

穿刺前常规肝脏生化检查、凝血功能检测等

穿刺操作时须配合医生调整体位及呼吸节律

肝穿刺术后卧床

肝穿刺后可能会出现局部疼痛，包括穿刺活检部位的疼痛、部分放射至右肩，这些都属于正常情况。

对于缺乏典型肝癌影像学特征的占位性病变，可考虑进行肝脏肿瘤的穿刺活检术，对于确诊肝癌具有重要作用。

基因检测

基因检测是通过患者的组织、血液、其他体液或细胞对DNA进行检测的技术。目前，靶向治疗是治疗肝癌的一种重要方法。由于癌症的靶向治疗与基因的突变密切相关，寻找到肝癌患者的突变基因是靶向治疗的重要前提（肝癌的一些突变基因，比如TP53、KRAS、TERT等）。基因检测一般取被检测患者的组织、血液、其他体液或细胞，扩增其基因信息后，通过特定设备对被检测者细胞中的DNA分子信息做检测，分析它所含有的各种基因情况，尤其是基因突变信息，从而指导肝癌的靶向治疗，实施个体化精准治疗，提高疗效，减少药物不良反应的发生。目前，基因检测的方法主要有荧光定量PCR、基因芯片、液态生物芯片与微流控技术等。

但目前的基因检测技术尚不够简便、快速、高效，特别是在检测水平标准化、规范化方面依然不能令人满意。不同的基因检测公司有着不同的检测位点，一般很难判断检测是否准确，但是一些口碑较好的检测公司的位点更为典型，结果更准确。

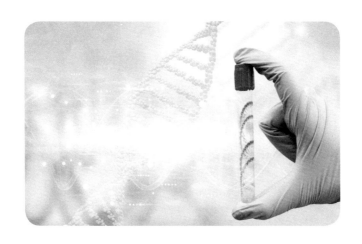

肝功能储备检查

此检查主要用于肝癌患者进行手术评估的检测，一般采用 Child-Pugh 评分、吲哚氰绿（ICG）清除试验、瞬时弹性成像测定肝脏硬度，评估肝功能储备。如肝脏体积较小时，则利用软件根据 CT 或者 MRI 数据测定手术剩余肝的体积。

ICG 清除试验是指清晨空腹静脉注射 ICG 0.5mg/kg，于 15min 后对侧肘静脉抽血，经分光光度计比色，测定 ICG 含量，计算 15min 血中 ICG 滞留率。一般 ICG15<20%~30% 是实施肝癌手术切除的必要条件。

不同患者该如何做检查

首次就诊的患者，应该检查肝功能、肝炎系列、甲胎蛋白、彩超、CT 或者 MRI（有时 CT 和 MRI 都做检查）等。

有乙型（丙型）肝炎或者已有肝硬化的患者，至少每隔 6 个月进行一次彩超及甲胎蛋白检查，如果发现肝内直径 ≤ 2cm 结节，则需要做增强 MRI、增强 CT、超声造影及普美显增强 MRI 检查中的至少两项；如果发现肝内直径 ≥ 2cm 结节，则需要做增强 MRI、增强 CT、超声造影及普美显增强 MRI 检查中的至少一项。若上述四种影像学检查中无典型肝癌特征的，则需进行肝穿刺活检以明确诊断。

确诊肝癌并已经接受治疗的患者，建议在完成治疗后 3~6 周时复查肝肾功能、血常规、甲胎蛋白、CT 或 MRI（有时 CT 和 MRI 都做检查），如果是乙肝或者丙肝患者，病毒抗体和载量也应检测。

根据肝癌的不同分期及治疗方案，医生会做相应的调整检查，以便给患者带来更好的治疗效果。

甲胎蛋白（AFP）是什么？

甲胎蛋白主要在胎儿肝中合成，在周岁时接近成人水平（低于 20μg/L），甲胎蛋白是肝癌的特异性标志。

甲胎蛋白正常范围是多少？

正常值为 ≤ 20μg/L。

甲胎蛋白升高多少才能诊断为肝癌?

甲胎蛋白≥ 400μg/L,排除慢性或活动性肝炎、肝硬化、睾丸或卵巢胚胎源性肿瘤以及妊娠等。甲胎蛋白低度升高者,应结合肝功能、彩超、CT 或者 MRI 检查并做动态观察分析对比。

甲胎蛋白升高一定是肝癌吗?

不一定,肝癌一般都会伴随甲胎蛋白的升高,但甲胎蛋白也会因慢性活动性肝炎、肝硬化、睾丸或卵巢胚胎源性肿瘤、妊娠、胃癌、先天性胆道闭锁、酪氨酸代谢异常等而升高。

甲胎蛋白轻度升高怎么办?

检查肝炎系列,尤其是乙肝检查、丙肝检查、肝脏彩超,排除肝癌、急慢性肝炎、肝硬化和生殖腺恶性肿瘤后,可定期观察。

肝癌患者甲胎蛋白一定会升高吗?

约30% 的肝癌患者甲胎蛋白水平正常,70% 肝癌患者甲胎蛋白有不同程度的升高。

甲胎蛋白正常可以排除原发性肝癌吗?

不能,原发性肝癌甲胎蛋白可以是正常,甲胎蛋白无论正常与否,都不能独立确诊或者排除肝癌的诊断,须结合彩超、CT、MRI、肝脏肿块穿刺活检获取病理等检查。

甲胎蛋白正常的,还能检查什么肿瘤标记物可诊断肝癌?

肝癌患者 CA19-9、γ - 谷氨酰转肽酶及其同工酶、异常凝血酶原、碱性磷酸酶、血清铁蛋白可高于正常,但是特异性不高。

甲胎蛋白越高是不是说明肝癌越严重?

不是,肝癌严重程度主要由肝癌的分期决定,肝癌分期越早治疗效果越好。

为什么肝癌治疗后需要复查甲胎蛋白?

甲胎蛋白数值变化可动态观察肝癌的情况,甲胎蛋白水平的升降可作为判断肝癌预后及观察手术等抗癌治疗效果的指标,进行性升高提示肝癌进展,逐渐下降提示肝癌好转。

肝癌治疗后,是不是甲胎蛋白立即下降?

甲胎蛋白的半衰期为 5~7 天,治疗有效的情况下甲胎蛋白逐步下降会有个过程。

彩超对诊断肝癌有用吗？

一般来说彩超是可以确定肝癌的，但如果是普通的 B 超要确诊就比较困难了，主要是因为普通的 B 超无法看肿瘤的血流情况，而彩超能够显示肝癌内部的血流，这样就可根据血供多少区别肝癌和良性占位，如占位性病变内部有丰富的动脉血流则提示是肝癌，否则提示良性占位。

彩超用于检测肝癌，一般直径 >1cm 的典型肝癌是可以检查出来的。但是在不能明确肝癌诊断的情况下，建议最好是进一步做肝脏的增强 CT 或者 MRI 来进行判断，增强 CT 或者 MRI 能够准确地判断是否有肝癌的情况。

彩超检查是否对肝癌没有意义？

彩超因其方便、快捷、无伤害，在肝癌初步筛查、随访观察时有重要意义，并且彩超造影能动态观察造影剂在肝脏肿块内表现。肝癌的治疗如射频消融术、微波消融术都需要在彩超引导下完成。

彩超对人体有伤害吗？

彩超对人体是无伤害的。

彩超检查肝癌，存在盲区吗？

彩超检查肝癌是存在一定盲区的，当高度怀疑肝癌而彩超未提示肝癌迹象时，建议进行增强 CT 或者 MRI 检查，尤其是肝硬化结节恶变的情况下，必要时需进行肝脏结节穿刺活检术来确定是否为肝癌。

确诊了肝癌，为什么还要做彩超检查？

彩超不仅仅是诊断肝癌，还可以在后续的治疗中起到重要作用，比如彩超引导下肝癌射频消融术、彩超引导下肝癌微波消融术等。

可以不做彩超，直接做增强 CT 或者
MRI 检查吗？

首次诊断为肝癌的患者建议 CT、彩超都做。
已经明确肝癌诊断并进行治疗的可以只做 CT
检查，而不用做彩超检查。肝癌病情稳定的患
者可以只做彩超检查，而不用做 CT 检查。

彩超测量肝癌大小，为什么不同的医生
会得到不同的结果？

肝癌形状并不是规则的，并且多个肝癌可融合成
一个外形较大的肿瘤，通常取最大横切面直径。
不同的医生可能会有不同的测量结果，一般偏差
较小。如果需要比较，可找同一个医生测量。

去医院做 CT 检查时，是做一般扫描的
还是做增强的 CT？

做增强 CT 更好。因为增强 CT 能特征性的显
示肝癌，还能显示一些小的肝癌病灶，使得诊
断更加精准。

普通 CT 和增强 CT 有什么区别?

普通 CT 是指不用注射造影剂而进行的 CT 扫描,只能反映肝脏是否存在肝脏病变及肿瘤,无法区别良、恶性。增强 CT 是指注射造影剂所行驶的 CT 扫描,可以显示肝内肿瘤的强化类型,可鉴别良、恶性肝脏肿瘤,特别是肝癌。

肝癌诊断可以不做增强 CT 检查吗?

首次就诊考虑肝癌,最好做增强 CT 检查。如果无法做增强 CT 检查的,可以考虑增强 MRI 检查。

做 CT 能确诊肝癌吗?

CT 对肝癌诊断有着十分重要的作用。只做 CT 不能完全诊断肝癌,需要结合甲胎蛋白、肝炎指标、彩超或者磁共振 MRI 检查。CT 可以帮助明确肝癌的诊断，还可以准确地显示病灶在肝内的位置、数目、大小及其与重要血管的关系，对决定后续的治疗方案提供参考依据。CT 还可以作为治疗辅助工具，如 CT 引导下肝癌微波消融术、CT 引导下肝癌射频消融术等。

增强 CT 时造影剂是否对人体产生影响？

增强 CT 造影剂主要是碘对比剂，对一般正常人体产生的影响较小，产生不良反应的概率仅为 0.32%~0.64%。最常见的不良反应为皮肤瘙痒、荨麻疹、血管炎、面色潮红。轻者表现为头痛、恶心、呕吐，重者可出现肾功能损害，抽搐、癫痫发作、意识丧失、心脏呼吸骤停。如果在做增强 CT 出现不良反应及时告知医护人员。甲状腺功能亢进未进行治疗不宜做。肾功能不全、不稳定型哮喘、心脏功能衰竭、癫痫或急性神经系统疾病，既往有其他药物过敏史的患者，70 岁以上老人、婴幼儿、妊娠和哺乳期妇女需要在医生做出评估后才能做增强 CT 检查。

做增强 CT 时需要做碘过敏试验吗？

现在一般医院使用非离子型对比剂，安全性较高。一般不做碘对比剂过敏试验，除非产品说明书上注明特别要求的。

不能做增强 CT 的还可以做什么检查？

可以做增强 MRI 或者超声造影检查。

做完腹部增强 CT 检查后应注意些什么？

做完后半小时就可以吃点稀饭等清淡饮食，多注意休息，多饮水即可。

肝癌患者为什么要做 MRI 检查？

MRI 对肝内小病灶的检出、血管的情况以及肿瘤内结构的显示有独特之处，可作为 CT 检查的重要补充检查。

肝癌检查 MRI 好还是 CT 好？

CT 和 MRI 各有优缺点。

CT 能在一次屏气即可完成整个肝脏的扫描，可避免呼吸运动所致层面的上下移动而漏扫微小病灶，还可克服呼吸运动产生的伪影问题，图像清晰，通过薄层扫描技术可发现小肝癌。

MRI 可从多个方位进行成像，MRI 能清晰显示肝内血管和胆管结构，尤其是在肝癌侵犯肝动脉、门静脉及胆管、梗阻性黄疸时能全方位显示梗阻部分，并通过肝癌内部信号改变评估肝癌治疗效果，但是 MRI 的空间分辨率不及 CT，两者结合相得益彰。

MRI 增强和不增强有什么区别？

MRI 增强可以检查出一些等信号、无占位效应的病灶，不增强 MRI 扫描就显示不出来。同时增强 MRI 扫描通过造影剂在肝组织与肝肿瘤的强化及强化类型可鉴别肝脏肿瘤的良、恶性。

MRI 增强扫描的造影剂是什么？对人体有副作用吗？

临床使用最多的 MRI 对比剂是 Gd-DTPA。它是金属离子钆的螯合物，它不能产生电离辐射的原子，不会产生辐射。该药不良反应显著低于增强 CT 碘造影剂。只有轻微的一过性头痛、恶心、呕吐、发麻、头昏等。

MRI 检查对身体有伤害吗？

MRI 检查无放射性辐射，对身体是无伤害的。

肝癌做 PET-CT 有必要吗？

一般有甲胎蛋白、彩超、CT、MRI、病理学可以诊断出肝癌。PET-CT 的意义在于简便快捷地明确转移灶，进行临床分期。PET-CT 对于鉴别良、恶性肿瘤有一定的意义，PET-CT 不能进行病理诊断，病理诊断需要肿瘤活体组织检查。

PET-CT 对人体的损害会不会很大？

PET-CT 检查使用的示踪剂是含有微量正电子核素与脱氧葡萄糖的结合物 18F-FDG，做一次 PET-CT 检查对人体的辐射剂量仅相当于拍一次 X 线片的剂量，18F-FDG 辐射剂量非常小，在人体可以接受的安全范围之内，而且衰变及排泄极快。

肝癌患者一定要做肝脏穿刺活检术吗？

不一定，具有典型肝癌影像学特征的占位性病变，符合肝癌临床诊断标准的患者，通常不需要做以诊断为目的的肝穿刺活检术。

怀疑肝癌的患者什么时候需要做肝脏穿刺活检术？

对于缺乏典型肝癌影像学特征的占位性病变，肝穿刺活检可获得病理诊断。所以在怀疑是肝癌但不确定时，可行肝脏穿刺活检术进行确定。

肝脏穿刺活检有风险吗？

肝穿刺活检主要的风险是出血和癌细胞转移。为预防风险，术前应检查血小板和凝血功能，同时对于有严重出血倾向或严重心肺、脑、肾疾患和全身衰竭的患者，应避免肝穿刺活检。

 肝脏肿块穿刺活检术是否会导致癌细胞转移？

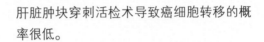

肝脏肿块穿刺活检术导致癌细胞转移的概率很低。

 肝脏穿刺活检阴性结果能排除肝癌吗？

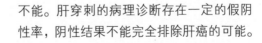

不能。肝穿刺的病理诊断存在一定的假阴性率，阴性结果不能完全排除肝癌的可能。

肝功能正常会得原发性肝癌吗？

会。因为在肝癌的早、中期，它的肿瘤只占到肝脏的一部分，仍然有相当量的肝细胞可以正常地进行工作，那么这个时候检查肝功能基本上是没有问题的，所以说肝功能正常的患者也可能患有肝癌。只有到肝癌晚期，正常肝组织太少的情况下才会出现肝功能异常。但是，乙肝、丙肝、酒精性肝病、脂肪肝等肝病的患者，尤其是形成肝硬化后，其肝功能往往是不正常的。

肝功能检查能查出肝癌吗？

不能。单纯只做肝功能检查不能查出肝癌，还需做甲胎蛋白、彩超、CT、MRI 等检查确诊。但是查出肝癌一定要做肝功能检查，因为后续治疗要看肝功能状况。

有感染过乙肝的患者如何早期检测出肝癌？

携带乙肝病毒的一些患者在病情稳定的时候应该每半年做一次肝脏的彩超检查和甲胎蛋白检测，肝硬化的患者除了做彩超和甲胎蛋白检查之外，必要时要做 CT 或者 MRI 检查。

无肝炎病史的正常人群如何监测肝癌的发生？

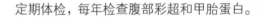

定期体检，每年检查腹部彩超和甲胎蛋白。

早治疗早康复

肝癌的治疗原则

肝癌的治疗目的

目前全世界范围内，肝癌患者仅有部分病情比较早期的患者通过手术、肝移植、消融或者介入等手段可达到治愈的效果。但是肝癌患者早期一般无明显特征，发现时多为中晚期，发现

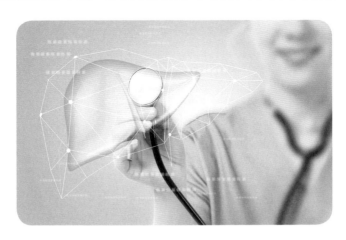

即失去了治愈机会，对于这部分患者来说，可以通过积极的治疗控制病情恶化、减轻痛苦、延长生存时间。

肝癌治疗的基本原则

因为肝癌患者被确诊时病情的早晚程度不一样，这时候就需要根据患者病情的早晚、肿瘤的位置及肝功能的情况采用适合于病情的治疗手段。

多种治疗手段的联合能否提高肝癌患者的疗效

除了少数病情较早的患者采用手术或者消融等单一手段能够达到治愈效果，对于大多数肝癌患者，需要根据病情，通过手术、介入、消融、分子靶向等多种治疗手段联合使用，才能提高疗效，控制病情，延长患者的生存时间。

肝癌患者的个体化治疗

在肝癌患者的治疗过程中，个体化治疗非常重要，同样是肝癌患者，可能因为病情早晚不同，肝功能好坏不同，经济条件不同而采用不同的治疗手段；对于同一个肝癌患者，可能在疾病不同阶段采用不同的治疗方法。

对于肝癌患者及家属在治疗原则方面的注意事项

选择适合患者的治疗方法

肝癌的治疗方法众多，如手术、介入、消融、分子靶向治疗等；每种治疗方案都有自己的优缺点和相适应的病情，患者及家属选择治疗手段时应遵从医嘱及结合自己的身体及经济情况；手术治疗多适用于病情较早的患者，对于病情较晚患者不宜选择手术，可以选择介入或者分子靶向药物等综合治疗。

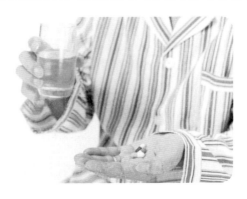

明确目前病情的治疗目的

患者及家属要明确知道仅有部分患者能达到治愈效果，大部分患者只能达到减轻痛苦、延长生存期的效果；而且在治疗过程中，有些治疗可能达不到控制病情的效果，这时候患者及家属不能失去信心，要相信可以通过更换治疗手段或采取联合治疗控制病情。

心理疏导

　　良好的心态使得治疗事半功倍。在得知患病后，肝癌患者都承受了巨大的心理压力。按照普遍想法，一旦患癌症，基本没救了，这种消极心态会严重影响治疗效果。因此，在治疗患者疾病的基础上，应同时注重患者的心理疏导，特别是在手术或介入等治疗之前，心理的疏导会使得治疗效果更佳。患者家属的心理状态也很重要，家属的信心会让患者心情舒畅，从而可以很好地接受治疗。特别是在治疗之后病情得不到很好的控制，甚至病情继续发展的时候，患者会感到绝望和焦虑，这时候更要很好地疏导患者，要帮助患者尽早摆脱这些负面的情绪，必要时可求助心理医生；让患者正确认识病情，勇于面对病情，积极配合治疗，这样才有希望取得比较好的治疗效果。

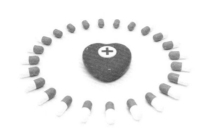

肝癌的基础治疗方法

肝癌的分期

肝癌的分期对于预后的评估、合理治疗方案的选择至关重要。影响肝癌患者预后的因素很多，包括肿瘤因素、患者一般情况及肝功能情况。据此，国外有多种分期方案，如 BCLC、TNM、JSH、APASL 等分期。依据中国的具体国情及实践积累，推荐下述肝癌的分期方案，包括：Ia 期、Ib 期、IIa 期、IIb 期、IIIa 期、IIIb 期、IV 期。

常见肝癌的治疗方法

常见肝癌的治疗方法包括肝切除、肝移植、消融术、经肝动脉插管化疗栓塞（TACE）、靶向治疗、化疗、放疗。同时，还应进行保肝治疗、对症治疗、支持治疗。

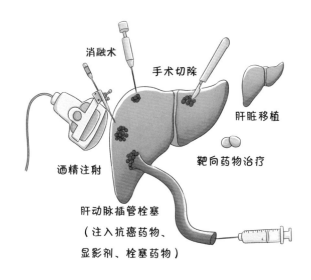

消融术　手术切除　肝脏移植　靶向药物治疗　酒精注射　肝动脉插管栓塞（注入抗癌药物、显影剂、栓塞药物）

放射治疗

放射治疗（简称放疗）分为外放疗和内放疗。外放疗是利用放疗设备产生的射线（光子或粒子）从体外对肿瘤照射。内放疗是利用放射性核素，经机体管道或通过针道植入肿瘤内。

放射治疗适用于门静脉癌栓、淋巴结转移、骨转移以及肿瘤局限等不能切除的肝癌，通常如果能耐受较大的放疗剂量，也会达到较好的效果。

中医药治疗

中医药治疗能够改善症状，提高机体的抵抗力，减轻放化疗不良反应，提高生活质量。除了采用传统的辨证论治、服用汤剂之外，我国药监部门已批准了若干种现代中药制剂如槐耳颗粒、康莱特等用于治疗肝癌，但是这些药物尚缺乏高级别的循证医学证据加以充分支持。考虑到部分中药会损伤肝脏，因此在进行中医药治疗前，须征询主治医生的意见。

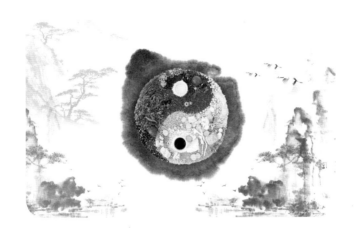

肝癌合并肝炎患者的抗病毒治疗

我国肝癌患者多数合并乙肝病毒感染，宜选择强效低耐药的药物如恩替卡韦、替比夫定或替诺福韦等；一般用法为每日一次，一次一片；特别是对于有生育需求的年轻患者首选替诺福韦；拉米夫定及阿德福韦酯因为容易耐药，一般不作为首选。TACE 等治疗可能引起乙型肝炎病毒复制活跃，因此推荐在治疗前即开始应用抗病毒药物。抗病毒治疗还可以降低术后复发率。因此，此类肝癌患者应该终身服用抗病毒药物。

护肝治疗

肝癌患者在自然病程中或者治疗过程中可能会伴随肝功能异常，因此应及时适当地应用保肝药物，如异甘草酸镁注射液、复方甘草酸苷、还原型谷胱甘肽、多磷脂酰胆碱等；抗感染治疗药物，如广谱水解酶抑制剂乌司他丁等；利胆类药物，如腺苷蛋氨酸、熊去氧胆酸等。这些药物可以保护肝功能、提高治疗安全性、降低并发症、改善生存质量。

每种药物特点不同，须医生根据患者的病情进行选择，切勿自行用药。

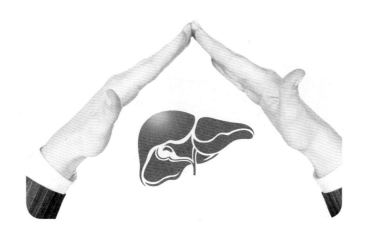

早期肝癌的治疗

　　早期肝癌患者首先选择根治性治疗方法，包括：手术切除、肝移植、经皮射频消融。

手术治疗

　　肝癌的手术治疗是肝癌患者能够获得长期生存最重要的治疗手段，其包括根治性手术和姑息性手术。根治性手术一般是针对肝癌患者肿瘤较小，位置比较好，肝功能较好，通过

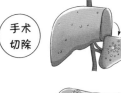

需要肝功能良好

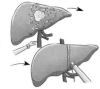

需要合适的供体肝源

冷冻治疗

注射乙醇

射频消融

无肝外转移，不能耐受手术的小肝癌患者可采用

手术切除

肝移植

经皮消融

手术治疗可能达到治愈目的的患者。另外对于一些病情较晚，肿瘤较大，合并门静脉癌栓、胆管癌栓或者是淋巴结转移的患者，通过手术切除肿瘤也可能达到延长患者生存期，减轻痛苦的效果。

所有的肝癌患者都可以进行肝癌切除手术吗

肝癌切除手术至今仍是肝癌治疗的首选方案，是可能达到治愈目的的治疗方法，因此能够手术的患者应尽可能选择手术治疗。但不是所有的患者都适合手术治疗，对于患者肿瘤偏晚期，或者已经转移了无法整体切除，或者是自身肝脏功能不能耐受手术切除的患者，不宜行手术治疗。对于不适合手术的患者，如果进行手术治疗，反而可能加重病情。医生一般会根据肿瘤的部位、数量、大小，肝功能，患者的基础情况来决定是否适合手术。

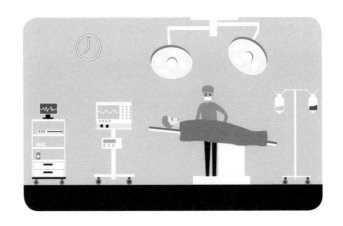

肝癌手术切除是开腹做好还是用腹腔镜或机器人做好

肝癌手术切除的途径现在主要有 3 种：第一种是比较经典也是使用时间较长的，切开腹腔，把肝脏肿瘤切除，该种方法对患者创伤较大，但目前对大多数医院及医生来说，技术更成熟，出血等更容易控制；第二种治疗途径就是通过在腹腔上打洞，通过几个洞把肝脏肿瘤切除，这种治疗方法创伤小，恢复快，但对于肿瘤较大或者位置不好的肿瘤手术难度较大；第三种治疗途径就是机器人手法，也是通过腹腔打洞，和腹腔镜手术不同的是，该方法是通过机器人手臂操作完成，该治疗的优缺点类似腹腔镜，但该手段目前仅有国内少数医院开展，而且费用昂贵。目前国内外一般观点认为，如果肿瘤较小，位于肝脏边缘，首选腹腔镜或者机器人等微创手段，对于肿瘤较大或位置不好的患者首选开腹手术。

对于目前不能够手术治疗的患者，能否先通过其他治疗手段治疗然后再手术治疗

对于手术切除可能使剩余的肝脏不够，阻碍根治性手术

治疗的患者，也可以通过以下方法治疗后再行手术治疗：先进行肝脏肿瘤介入治疗，待肝脏肿瘤缩小后，剩余肝脏体积足够后再行手术治疗；进行门静脉栓塞（PVE）或门静脉结扎肿瘤所在肝脏的门静脉，一个月后待没有肿瘤的肝脏增大后再行手术切除；进行联合肝脏分割和门静脉结扎的二步肝切除术（ALPPS），就是分开做 2 次手术，第一次手术先把肿瘤侧的门静脉结扎和肝脏劈开，待 2 周后，没有肿瘤的半肝体积增大后再进行手术切除，该方法并发症和风险极大，选择时应慎重。

对于能够手术切除肝癌的患者，是否需要先做介入治疗，待肿瘤缩小后再行手术切除治疗

以往观点认为肿瘤较大的患者，术前进行介入治疗，缩小后行手术治疗，患者可能获益。但随着肝脏外科手术的进步，术中出血控制的深入研究，手术器械的改进，目前国内外普遍认为：对于可切除肝癌，术前介入治疗并不能改善患者生存质量，反而增加手术难度，造成手术时的粘连，并且使部分患者在等待期间失去手术机会。因此，建议能够手术的患者，不必先进行介入治疗，直接手术切除可能更好。

肝癌术后，家属如何护理

肝癌术后护理至关重要，家属应在护理上注意以下事项：

防寒保暖

术后 24~48 小时禁食，等胃肠道功能恢复后再遵医嘱喂流食，逐渐过渡到正常饮食

鼓励患者咳嗽、深呼吸、翻身

注意观察患者刀口、皮肤、大小便、呕吐物等特殊变化，并及时将情况向医护人员反映

肝癌手术之后应该注意什么

坚持定期复诊，术后 2 个月进行增强 CT 或增强 MRI 检查，如术前甲胎蛋白升高，则要求术后 2 个月进行甲胎蛋白定量测定，其水平应降至正常范围。对于有复发高危因素患者术后需行介入治疗一次，如无异常，半年后 3 个月左右复查一次；一年后可以半年复查一次；复查内容为肝脏增强 CT 或肝脏增强磁共振；甲胎蛋白、肝功能及乙肝 DNA 等指标

如出现疲乏加重，腹痛，腹胀，局部特定部位骨痛，持续一周以上的顽固咳嗽，或不明原因的头痛，要及时到医院查明原因

对于乙肝病毒阳性的肝癌患者，要坚持进行抗病毒治疗

保证充足的睡眠和休息

要保持乐观的心态，远离不良情绪

肝癌切除术后一月是否需要做介入治疗

由于大多数肝癌是由于乙肝后肝硬化引起的，且大多数患者手术时已有微小转移，因此对于肿瘤 >5cm、术中肉眼癌栓、病理提示有微血管癌栓、肿瘤病灶多个、肿瘤没有明显包膜、手术切除范围不够彻底的患者，建议术后 1 个月后复查，不论 CT 或磁共振提示有无转移，均需进行介入治疗一次，此后若没有复发，定期复查。对于肿瘤较小、包膜完整、切除彻底的患者，术后可以不进行介入治疗。

肝癌切除术后，如果复发还能治吗

肝癌手术切除后 5 年肿瘤复发转移率高达 40%~70%，这与术前可能已存在微小播散灶或者多中心发生有关，故所有患者术后均需要接受密切随访。一旦发现肿瘤复发，根据肿瘤复发的特征，可以选择再次手术切除、局部消融、介入治疗、放疗或系统治疗等，延长患者生存期。单个复发的肿瘤再次手术效果和第一次手术效果差不多。

肝移植治疗

肝移植指通过手术植入一个健康的肝脏到患者体内，使肝病患者肝功能得到良好恢复的一种外科治疗手段。肝移植是肝癌根治性治疗手段之一，尤其适用于有失代偿肝硬化背景、不适合手术切除的年轻肝癌患者。

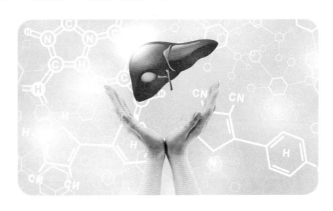

哪些肝癌患者适合于肝移植治疗

肝移植的标准，全世界无统一标准，但无论什么地方的标准，均要求：无大血管癌栓，无淋巴结转移，无肝脏以外的转移；国家卫计委（现国家卫健委）发布的《原发性肝癌诊疗规范（2017 年版）》推荐使用美国加州大学旧金山分校（UCSF）标准；单个肿瘤直径 <6.5cm；或肿瘤数目不超过 3 个，最大直

径不超过 4.5cm；总的肿瘤直径不超过 8cm。对于合并大血管癌栓患者，淋巴结转移或者肝脏以外转移患者，移植后不能够完全清除肿瘤，残存的肿瘤在肝移植术后使用免疫抑制剂的情况下，反而生长更快，不但不能够延长生存期，部分患者甚至会缩短寿命，白白浪费金钱，增加患者痛苦。

肝移植术大概需要多少费用，每年的维持费用大概多少

目前，国内进行肝移植手术大概需要费用为 50 万~80 万，手术后的复查及免疫抑制剂的使用费每年大概 3 万~5 万。

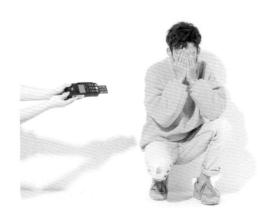

肝癌患者如果能够手术切除和肝移植治疗，选择肝癌切除还是肝移植

对于可以进行切除肝癌手术的患者，如果不合并肝硬化，肝切除和肝移植效果相当。对于合并较重肝硬化、肝功能差的患者，肝移植优于肝切除。考虑到肝移植费用昂贵及肝脏供体来源困难，建议不伴有肝硬化的肝癌患者，首选肝切除术。对于肝癌患者合并较重肝硬化或肝功能不好，且有比较好的经济条件，首选肝移植术。

为什么肝移植后，有的患者还是会复发

进行了肝移植后，还是有一部分患者会复发，主要因为肝癌是全身性疾病，肝癌发展到一定阶段，肿瘤细胞可能转移到其他器官（肺部、骨骼、脑等），进行肝移植前，现阶段的检查技术检测不到，术后因免疫抑制状态，潜伏在其他器官的微病灶可能导致肝癌复发。

哪些方法可以预防肝癌肝移植术后的复发

肝癌肝移植术后的肿瘤复发明显减低了移植后生存率，

其危险因素包括肿瘤分期、血管侵犯、甲胎蛋白水平、免疫抑制剂累积用药剂量等。减少移植后早期钙调磷酸酶抑制剂的用量可能降低肿瘤复发率。肝癌肝移植采用 mTOR 抑制剂的免疫抑制方案亦可能预防肿瘤复发，提高生存率。口服分子靶向药物（如索拉非尼等）可降低复发率，提高生存率；辅助应用中成药或提高免疫力的药物（如胸腺素等）可以预防肝癌复发。

消融治疗

局部消融治疗是借助医学影像技术的引导对肿瘤靶向定位，在局部采用物理或化学的方法直接杀灭肿瘤组织的一类治疗手段。主要包括射频消融、微波消融、冷冻治疗、高功率超声聚焦消融以及无水乙醇注射治疗等。

尽管外科手术是肝癌的首选治疗方法，但因肝癌患者大多合并有肝硬化，或者在确诊时大部分患者已达中晚期，能获得手术切除机会的患者为 20%~30%。近年来广泛应用的局部消融治疗，具有创伤小、疗效确切的特点，使一些不耐受手术切除的肝癌患者亦可获得根治的机会。

哪些患者可以进行消融治疗

局部消融治疗适用于单个肿瘤直径 ≤ 5cm，或肿瘤结节不超过 3 个、最大肿瘤直径 ≤ 3cm，无血管、胆管和邻近器官侵犯以及远处转移，肝功能良好的肝癌患者，对该类患者可获得根治性的治疗效果。对于不能手术切除的直径 3~7cm 的单发肿瘤或多发肿瘤，可联合 TACE，对于更大的肿瘤可以联合其他治疗方法达到减瘤效果。

消融的效果

评估局部疗效的规范方法是在消融后 1 个月左右，复查肝脏动态增强 CT 或 MRI，或者超声造影，以评价消融效果。

完全消融后应定期随访复查，通常情况下每隔 2~3 个月复查肿瘤标志物、彩超、MRI 或 CT，以便及时发现可能的局部复发病灶和肝内新发病灶，利用经皮消融微创、安全、简便和易于反复施行的优点，有效地控制肿瘤进展。

首次消融后有肿瘤残留者，可以进行再次消融治疗；若 2 次消融后仍有肿瘤残留，视为消融治疗失败，应放弃消融疗法，改用其他疗法。

射频消融治疗的原理

射频消融治疗是借助超声、CT 或磁共振引导下，将一根特制的射频消融针，插入肿瘤内部，射频针外接一产生射频能量的工作机器，接通电源后，在射频针头产生射频电流，电流使周围肿瘤组织的离子高速旋转而振动和摩擦，继而在肿瘤组织内部产生热量，从而使肿瘤组织凝固坏死和变性，达到消灭肿瘤的目的。

微波消融治疗的原理

微波治疗是在超声、CT 或磁共振引导下，将一根特制的微波消融针，插入肿瘤内部，微波针外接一产生微波的工作机器，接通电源后，在微波针头释放微波磁场，使周围肿瘤的分子高速旋转运动并摩擦产生热量，从而使肿瘤组织凝固、脱水坏死，达到消灭肿瘤的目的。微波和射频治疗效果相当，但微波治疗的范围更大，速度更快。

中期肝癌的治疗

对于中期肝癌的治疗，根据患者肿瘤部位、大小及肝功能情况可以考虑行手术、介入、消融或者靶向药物等治疗方法，其中介入治疗是中晚期肝癌最常用和效果较好的手段。近年来，多项研究提示，对于中晚期肝癌，介入联合消融，分子靶向药物或免疫治疗药物 PD1，能够取得比单一介入治疗更好效果。

介入治疗

经肝动脉化疗（TACE）在国内亦称介入疗法，因肝癌主要是肝动脉供血，血供丰富，因此通过肝动脉造影能显示出肝癌丰富的血供，这为经肝动脉化疗栓塞术提供了基础。介入治疗广义上是指通过一定的辅助手段，将药物、放射性物质或其他物理治疗措施引导至肿瘤局部的一种治疗方法，包括血管性和非血管性介入治疗。目前，介入治疗分为 C-TACE 与 DEB-TACE 两种。

C-TACE 采用改良的 Selddunger 法进行股动脉刺，使用造影导管进行腹腔动脉、肝固有动脉的造影，结合 CBCT 评估肿瘤供血，确定肿瘤相关供血动脉后，用微导管超选进入肿瘤内部供血动脉，后推注碘油混合化疗药进行肿瘤的栓塞。借助于碘油沉积于肿瘤细胞上的特性，起到杀死肿瘤的作用。

DEB-TACE 手术是最新出现的一种新型介入治疗，其采用的栓塞材料是载药微球，相对传统 C-TACE 手术来说，有长久栓塞的作用，从而可减少手术次数，并且肿瘤局部药物浓度高且缓慢释放化疗药。因此作用肿瘤的时间久，效果佳且不良反应更少。

介入治疗是目前对无法手术切除的中晚期肝癌的患者最有效、最普遍使用的一种治疗方法。同时，介入治疗可对不能切除的大肿瘤进行降期，即对大肿瘤栓塞治疗后，使得肿瘤可进行手术切除，从而降低手术复发率和提高手术成功率。

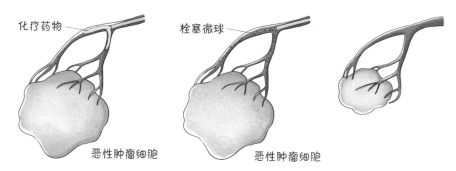

化疗药物　栓塞微球

恶性肿瘤细胞　恶性肿瘤细胞

介入治疗的基本原则

要求在数字减影血管造影机的引导下进行

必须严格掌握临床适应症

必须强调超选择插管至肿瘤的供养血管内治疗

必须强调保护患者的肝功能

必须强调治疗的规范化和个体化

如经过多次介入治疗后，肿瘤仍继续进展，应考虑换用或联合其他治疗方法，如外科手术、局部消融和系统治疗以及放疗等

介入治疗的原理

通俗来说，介入治疗的原理就是对肿瘤进行"围剿"。通过把肝癌的供血动脉进行栓塞，造成肿瘤缺氧和缺乏营养物质，也就相当于给肿瘤"断水、断电、断粮、断空气"，把肿瘤给"饿死"。同时，在栓塞之前还要给肿瘤的供血动脉内灌

注化疗药，把高浓度的化疗药灌注到肿瘤局部。不但把敌人围起来了，还要给敌人"投毒"。

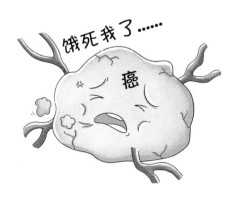

介入治疗可以根治肝癌吗

　　介入治疗并不能完全杀灭肝癌细胞，其不是一种肝癌根治方法。介入治疗可以阻断肝癌的主要供血动脉，但并不能完全切断肝癌的血液供应，也就是大路被堵住了，还可以走小路。研究表明，介入治疗能促进残余癌组织血管生长。没有被完全剿灭的残余癌细胞会加速形成新生血管。另外，介入治疗还能诱导残余癌细胞的适应与发展，突出表现为残癌细胞侵袭力增强和远处转移增加。这种情况类似"围剿"虽然能够消灭大部分敌人，也会使剩下来的敌人更加狡猾。

介入治疗的优点

疗效确切，治疗成功者可见到甲胎蛋白水平迅速下降，肿块缩小，疼痛减轻等

机理科学：介入治疗局部药物浓度较全身化疗高达数十倍，而且阻断肿瘤血供，因此双管齐下疗效好，毒性较全身化疗小

肝癌介入治疗操作简单易行，安全可靠

介入治疗创口小，疗效可靠，可重复

年老体弱及有某些疾病者也可进行，不须全麻，保持清醒同时降低麻醉的危险性

诊断造影清晰，可以重复进行，便于多次对比

对部分肝癌可缩小体积后做二步切除

可作为综合治疗晚期肿瘤的重要手段之一

肝癌介入治疗费用相对比较低

什么样的肝癌患者可以进行介入治疗

对于有慢性肝病史或有肝硬化的患者，若确诊肝癌，病灶限于肝内，无论肿块的体积大小、个数多少，做放射介入治疗

是必要的。放射介入通过造影可以发现肝内所有的病灶。局部灌注化疗可以使肝内肿瘤受到比全身化疗作用强得多的打击，碘油栓塞又可以阻断肿瘤的血液供应，至少在短时间内可以控制病情，给其他治疗争取时间。碘油栓塞的作用能维持多久，要看患者的年龄和肝脏情况。

但也并不是所有的患者都可以进行介入治疗，医生会根据患者的疾病分期、肿瘤大小、肝功能、体能状态等进行综合评估。

什么样的肝癌患者不宜进行介入治疗

临床上并不是所有的患者都适合于介入治疗，对于患者病情很晚，广泛转移预计生存期小于 3 个月，肝功能差，凝血功能差，体质衰弱及肾功能差等情况的患者，不适宜进行介入治疗。

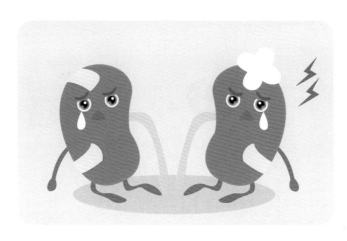

介入治疗术前需进行哪些检查

病情的评估与评分　患者在接受治疗前需进行全面且细致的检查，包括体格检查、实验室检查、影像学检查，心功能、肺功能等相关检查，在手术前应对患者的一般情况及病情进行评估。对于不能耐受手术的患者应及时邀请相关专业人士举行 MDT 会诊进行治疗方案的调整。

实验室检查　包括血常规、肝肾功能检测、凝血功能检测、大小便常规检查、肿瘤标志物甲胎蛋白（AFP）、CA199、CA125、高迁移率族蛋白 B_1（$HMGB_1$）检查、肝炎病毒标志物血清学检查、电解质、血糖水平测定、心电图检查等。对一般情况较差的患者，老年患者，有长期吸烟史、慢性呼吸系统疾病及肺转移病灶的患者需要先进行心肺功能的检查，便于评估患者对手术的耐受度。

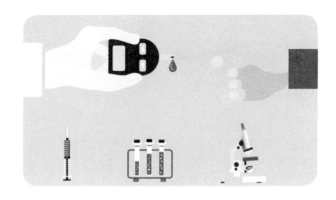

影像学检查　超声、增强 CT、MRI、造影检查及核医学检查可以明确患者病情，确定病灶的位置、大小、血供、血管走形及是否有远处转移等重要信息，对治疗方案的选定具有决定性参考作用。有条件的患者可行 PET-CT。对于病情复杂、存在多种并发症、影像学检查不明确或提示肿瘤结构特别复杂的患者，不能草率地做出决定。

介入治疗术后有哪些常见的不良反应

介入治疗后最常见的不良反应为栓塞综合征，具体表现为发热、肝区疼痛及恶心和呕吐等。发热及肝区疼痛的主要原因是介入治疗后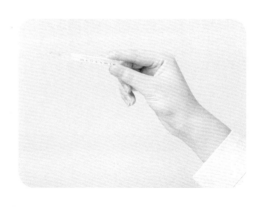肿瘤血管被栓塞后引起局部组织缺血、坏死所致；轻微发热可以用毛巾冷敷，多喝水；发热高的话可以使用退热及消炎药物；肝区疼痛可以使用止痛药物；恶心和呕吐主要由于介入使用化疗药物有关，服用止呕药物及进行护胃等治疗后一般几天就会好转。此外，还有股动脉穿刺部位出血、血肿、白细胞下降、一过性肝功能异常、肾功能损害以及排尿困难等其他常见不良反应。介入治疗引起的不良反应一般持续 5~7 天，经对症处理后大部分患者可以完全恢复。

介入治疗时为什么推荐使用微导管

既往的介入治疗使用普通导管难于插入更深的肿瘤血管，容易误伤正常的肝脏组织，而且管径较大，容易损伤血管内皮，不利于以后的介入治疗。使用微导管治疗，可以更加精准地插入目标血管，便栓塞药物精准地注入肿瘤组织，提高疗效及保护正常肝组织，同时微导管不容易损伤血管内皮。

介入栓塞材料有哪些，是不是载药微球对肝癌治疗效果更好

目前的介入栓塞材料主要有碘化油、普通栓塞微球以及载药微球。大多数研究显示，只要使用得当，三种栓塞材料治疗效果相当，也各有利弊，医生会根据患者病情选择不同的栓塞材料。近年来，载药微球作为新型的栓塞材料，相对传统的肿瘤供血动脉栓塞和肿瘤灌注化疗是两个相对独立的过程，载药微球结合了栓塞与化疗的特点，既阻碍了肿瘤的血供，又能在

局部长时间释放化疗药，甚至一个多月后，肿瘤局部仍有化疗药在作用，使得肿瘤细胞被长久持续地杀死。同时，外周血液浓度低，可大大降低患者的全身毒副作用，给患者更好的治疗体验。同时也有临床研究显示，其对肿瘤栓塞致肿瘤坏死效果更好，可显著延长恶性肿瘤患者的生存期。

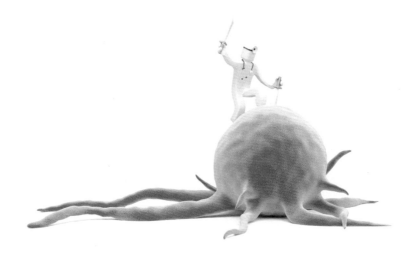

介入治疗的治疗频率

一般建议第一次介入治疗后 3~6 周时复查 CT 和（或）MRI、肿瘤相关标志物、肝肾功能和血常规检查等，若影像学检查显示肝脏瘤灶内的碘油沉积浓密、瘤组织坏死并且无增大和无新病灶，暂时不做介入治疗。至于后续介入治疗的频率应依随访结果而定，主要包括患者对上一次治疗的反应、肝功能和体质状况的变化。

复查时间可间隔 1~3 个月或更长时间，依据 CT 和（或）MRI 动态增强扫描评价肝脏肿瘤的存活情况，以决定是否需要再次进行介入治疗。

介入治疗是一种局部治疗方法，肝癌是一种全身性的疾病，因此目前主张综合介入治疗，即介入治疗联合其他治疗方法，目的是控制肿瘤、提高患者生活质量和让患者带瘤长期生存。

介入联合消融治疗

对于肝脏肿瘤 >5cm 的患者，单一的介入治疗或者消融治疗，难以达到肿瘤完全坏死的效果。多项研究显示，两种治疗联合可以明显提高患者的生存期及有效率。一般是推荐先做介入治疗后，再进行消融治疗。如果肝功能好，患者耐受良好，两种治疗方案可以间隔几天；如果肝功能差，患者耐受不好，可以进行介入治疗后待情况好转再进行消融治疗。

晚期肝癌的治疗

对于晚期肝癌的患者，根据其肿瘤及肝功能情况，可以选择介入、消融、分子靶向药物及免疫 PD1 等治疗手段。其中，分子靶向药物是晚期肝癌患者的推荐方案。

肿瘤靶向治疗是指"针对参与肿瘤发生发展过程的细胞信号传导和其他生物学途径的治疗手段"，广义的靶点则包括参与肿瘤细胞分化、周期、凋亡、迁移、浸润、淋巴转移、全身转移等过程的，从 DNA 到蛋白 / 酶水平的任何亚分子。

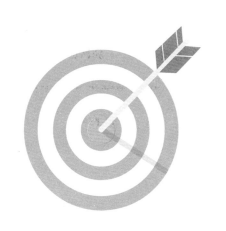

目前对于肝癌患者，国内获批适应证的分子靶向治疗药物包括：一线用药：索拉

非尼、仑伐替尼；二线用药：瑞戈非尼。

由我国自主生产的分子靶向药物阿帕替尼目前没有肝癌的适应证，但有部分临床研究显示该药物对肝癌也有一定效果，甚至少数患者能够取得比较好的效果，但该药目前的适应证为胃癌。

目前，肝癌的分子靶向治疗最常见的不良反应为腹泻、体重下降、手足综合征、皮疹以及高血压等，一般发生在治疗开始后的 2~6 周内，通过对症治疗，大多数不良反应可缓解。

关于治疗你可能会问医生的问题

得了肝癌，还可以活多久？

不同的肝癌分期，患者的生存时间完全不同，总体来说早期肝癌患者的生存期长于晚期肝癌患者。但同一个肝癌分期，每个患者的生存时间也是不同的。乐观面对、积极治疗，通过恰当的综合治疗方式，有效地延长肿瘤患者的生命，实现"带瘤生存"，让患者活得更有品质、更有尊严，是医患共同奋斗的目标。

肝移植一定比肝切除好吗？

肝移植不一定任何时候都优于肝癌切除，具体情况就要看病情。

一般认为，对于局限性肝癌，如果患者不伴有肝硬化，则应首选肝切除；如果合并肝硬化，肝功能失代偿，且符合移植条件，应首选肝移植。

肝移植有着严格的标准，并不是所有人都能做的。通常情况下，肝移植手术是肝癌辅助治疗方法之一，不适应肝切除术的才选择做肝移植术。我国的标准扩大了肝癌肝移植的适应证范围，使更多的肝癌患者因手术受益，这更为符合我国国情和患者的实际。但有待于依据高水平的循证医学证据而形成相对统一的中国标准。

 肝癌为什么不常进行化疗？

传统的细胞毒性药物，在肝癌治疗中的单药或传统联合用药效率均不高，且毒副作用大，可重复性差。主要原因是化疗药物不但会激活乙肝病毒复制，还会损害患者的肝功能，加重肝炎肝硬化，使患者无法耐受化疗，导致化疗无法带来生存效益。

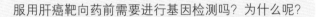 服用肝癌靶向药前需要进行基因检测吗？为什么呢？

服用肝癌靶向药物前进行基因检测的意义不大。

分子靶向药物根据其性质可分为特定靶点靶向药物和多靶点靶向药物。

● 特定靶点靶向药物：此类靶向药物只针对肿瘤特定基因突变所表达的某一特定蛋白质，并且此蛋白质在肿瘤的发生中起到了极其重要的作用，一旦结合作用，肿瘤便会得到极大的控制。常见特定靶点靶向药物有易瑞沙、特罗凯、赫赛汀等。

● 多靶点靶向药物：此类靶向药物针对肿瘤细胞上的多种蛋白质（基因片段/蛋白肽段），结合某些与肿瘤相关的蛋白质可以起到一定的控制效果。常见多靶点靶向药物有索拉非尼、瑞戈非尼、伦伐替尼、伊马替尼等。

我们常说的靶向药物基因检测，多数是指特定靶点靶向药物，因为其靶点比较单一，针对性很强，比如肺癌、胃癌、乳腺癌的患者，在使用靶向药物之前进行基因检测对于特定靶点靶向药物的选择，具有重大的指导意义。

但多靶点靶向药物针对的是肿瘤细胞的多个靶点，并无特定靶点，无法通过基因检测进行标识。因此美国食品药品监督管理局和美国国立综合癌症网络指南均无明确提及使用这些多靶点靶向药物需要基因检测。因此使用索拉非尼、瑞戈非尼、乐伐替尼等治疗肝癌时，基因检测意义不大。

肝癌患者能够使用 PD1 吗？效果如何？

PD1 抗体药物的作用是与 T 细胞上的 PD1 受体结合，从而使 T 细胞能够识别并攻击癌症细胞，因为所有的癌症理论上都会产生 PD1 蛋白，所以从理论上 PD1 对肝癌应该是有效的。有临床研究显示，PD1 能够使肝癌患者受益及延长生存期，美国也于 2017 年批准 PD1 成为肝癌的二线治疗药物，对部分患者能够起到控制肿瘤甚至缩小肿瘤的效果。

护理肝癌患者需要注意什么？

因为肝癌患者一般合并肝炎，肝炎具有传染性，在护理肝癌患者时，注意不要接触患者的血液及分泌物，如果患者有肝炎抗体，一般就安全了。

肝癌患者亲属需要做些什么检查?

肝癌患者大部分由肝炎转变而成，而且肝炎存在家族聚集性，因此家属需到医院查乙肝两对半，如果有抗体且抗体滴度大于10，那就安全；如果低于10或无抗体就需到医院注射乙肝疫苗；如果患者已经感染乙肝，那就需定期到医院复查，防止转变成肝硬化及肝癌。

中药在肝癌治疗中起什么作用?

中医讲究辨证论治，即同一种病，如果出现不同的症状，治疗的中药也不一样，同样是肝癌，但表现的症状却不一样，有的局部疼痛，有的发热，有的腹胀，可选用行气止痛中药止痛；用清热解毒中药退热；用活血化瘀、利水渗湿中药缓解腹胀。所以说中药对中晚期肝癌症状的缓解有一定疗效，症状缓解了，患者自我感觉舒服了，才能更好地耐受手术、配合后续的放化疗及靶向治疗。综上，中药治疗在肝癌众多治疗手段中起到减毒增效的辅助作用。

肝癌患者吃中药能治愈吗？

 目前，在国际、国内所有的恶性肿瘤（即癌症）的治疗指南中,中医药治疗方法均是手术、放化疗、靶向治疗、介入治疗、免疫治疗等治疗的一个有效辅助治疗,目前没有哪种癌症能单独靠中医药治疗方法根治，在癌症所有治疗方法中，中医药是"配角"。

 肝癌患者手术后可以配合什么中药和饮食？

 术后患者体质虚弱,气血不足,容易出现盗汗,体力不支等不适,可选用山药、红枣、枸杞子、桂圆、莲子、猪肝、黑豆、乌鸡、鸽蛋、花生、芝麻等益气生血之品，也可选择白术、黄芪、当归、人参、茯苓、熟地等常用补气养血中药中的 2~3 种加入日常的饮食汤饮中，如当归乌骨鸡汤、人参甲鱼羹，也可服用八珍汤、十全大补汤等药方，对提高免疫力，加快伤口愈合有帮助。

肝癌患者化疗后出现白细胞低、呕吐，可以配合什么中药和饮食？

化疗期间，免疫功能下降，白细胞减少，可吃河蟹、黄鳝、牛肉等有助于升高白细胞的食物及方剂圣愈汤、百合固金汤等保护骨髓的造血功能；恶心、呕吐、食欲不振，可吃山楂、萝卜等健脾开胃的食品，加入橘皮、佛手做成粳米粥，可行气养胃；服用健脾丸、保和丸等中成药化食消胀；如出现口腔黏膜溃疡，可多吃富含维生素 B、维生素 C 的蔬菜水果，如苹果、芹菜、菠菜等，不要吃肉桂、辣椒等食物。

肝癌患者放疗后可以配合什么中药和饮食？

放疗后，容易出现口舌干燥、心神烦躁，可多吃一些滋阴生津的甘凉食物，如藕汁、荸荠汁、梨汁、绿豆汤、冬瓜汤、西瓜等，以及玉竹百合粳米粥、五汁饮（鲜芦根、雪梨、荸荠、鲜藕、鲜麦冬各适量，切皮榨汁，加少许蜂蜜饮服）等；也可服用麦门冬汤、养阴清肺汤、玉液汤等中药方剂。

肝癌患者介入治疗后该如何进行饮食和中药治疗？

肝癌介入治疗后可能会出现食欲差、头晕、乏力、腹痛等不适，要多食用些补养肝肾、调理脾胃之品，如橘子、佛手、石榴、山楂、鸡肫、黑木耳、蘑菇、赤豆、胡椒、鲜姜、鲥鱼、蜂蜜、红萝卜、番茄、马齿苋菜、向日葵子等。中成药可选越鞠丸、柴胡疏肝散等。

肝癌伴腹水患者饮食上可以吃些什么？

腹水患者在日常饮食上可吃些有助于利尿的食物，如西瓜、苹果、香蕉、木瓜等水果，或用冬瓜、玉米、绿豆等食材煮汤。饮食以豆制品、新鲜蔬菜为主，适当进食糖类、鸡蛋、鱼类、瘦肉，饮食应清淡，不宜过咸。可选茯苓、泽泻、车前子、泽兰、猪苓、大黄等利水消肿的中药煎水服用。

哪些食物有抗癌功效?

肝癌患者可多吃维生素含量丰富的蔬菜、水果及其他一些有助于抗癌的食物,如芦笋、海带、海藻、洋葱、大蒜、蘑菇等。但食物抗癌功效甚微,不能盲目偏食抗癌食物,要保证足够的蛋白质摄入量,做到荤素搭配、营养均衡。

民间抗癌偏方能吃吗?

不能。经常碰到许多急性肝肾功能衰竭的癌症患者,追问病史发现近日吃了民间偏方,这些中药方组成大都是未经炮制的虫类中药材,本身具有剧毒,对肝肾功能损害巨大,且用量超过正常药用量数倍,短时间内足以致肝肾功能衰竭,此类药物大致如下:蟾皮、蜈蚣、蜂房、全蝎、土鳖虫、蜣螂、守宫、斑蝥、水蛭等。

故患者服用的中药应是具有资质的正规医院中医师在辨证施治的基础上开具的。

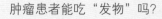 肿瘤患者能吃"发物"吗?

羊肉、公鸡、虾、螃蟹、无鳞鱼等肉类食品、韭菜、香菜、茴香、葱、姜等辛香蔬菜佐料，历来被大家公认为"发物"，很多肿瘤患者都认为不能吃这些"发物"。但目前现代研究在这一领域上没有确切的科学依据，吃了这些"发物"是否一定会导致肿瘤的复发、转移，尚无定论，所以关于"发物"的问题不是很有科学证据，应该说只要没有过敏反应，吃了没有不舒服，这些东西可以少吃，只要控制一下吃的量，比如一个月只吃一两次，每次少吃点，是没什么问题的。

 肝癌患者平时的饮食应注意哪些?

家属要千方百计增加患者的食欲，经常更换菜肴品种，注意菜肴的色香味调配，而且前文也提到肝癌患者缺乏维生素，因此要多吃素菜补充维生素。癌症是一种消耗性疾病，特别是蛋白质的消耗很多，建议常吃瘦猪肉、牛肉、兔肉或鸡鸭家禽等高质量蛋白食物。如果患者厌油腻荤腥，可换些蛋白质含量丰富的非肉类食物，如奶酪、鸡蛋饼、咸鸭蛋等，要避免吃不易消化的食物，应多吃煮、炖、蒸等易消化的食物，少吃油煎食物。

PART 4

肝癌的预防、预后及护理

肝癌的预防

肝癌是可以预防的，了解肝癌的来源可有效预防肝癌。我们应当注意以下几点：

注意饮用水安全：一些饮用水常被多氯联苯、氯仿等污染；池塘生长的蓝绿藻是可怕的致癌植物，华支睾吸虫感染可刺激胆管上皮增生，导致原发性胆管癌的发生

扔掉家里的霉变食物：尤其是霉变的玉米、花生，因为它们含有黄曲霉毒素，而黄曲霉毒素的代谢产物黄曲霉毒素 B1 会导致肝癌，建议多吃新鲜食物

远离肥胖，避免患上糖尿病，保持一个合理的体重：因为肥胖与糖尿病是诱发肝癌的重要危险因素

少饮酒：长期酗酒是损害肝脏的第一杀手

病毒性肝炎是原发性肝癌诸多致病因素中最主要的因素，中国约有1.2 亿 HBsAg 阳性者，因此也就成为世界上肝癌发病率最高的国家

定期进行体检：定期检查可以帮助我们及早地发现肝癌的症状。我们知道，肝癌的临床表现中，消化道的症状比较常见，如果你常出现恶心、四肢乏力、呕吐或食欲不振等现象，须引起重视，及时去医院检查，避免肝癌的发生

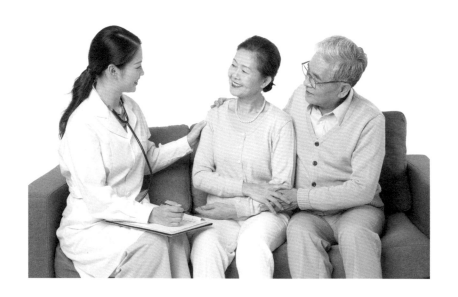

肝癌治疗的远期效应

肝癌的发病率高且治愈率低、预后凶险，生存率极低，因此了解肝癌的预后及长期生存的影响因素，有助于提高肝癌患者的治愈率。

影响因素

分子生物学因素

端粒酶 其在正常的人体组织中活性被抑制，而在恶性肿瘤中，端粒酶活性被激活并参与恶性转化，这也是肿瘤生长极快的一个因素。因为端粒酶是一种特殊的反转录酶，在细胞中主要负责延长端粒的一种酶，可将端粒 DNA 加长至真核细胞染色体末端。其在保持端粒稳定、基因组完整、细胞长期活性及潜在的继续繁殖能力等方面有重要作用。端粒酶的存在，就是让端粒不会因细胞分裂而损耗，使得细胞分裂的次数增加。研究表示，在淋巴结转移阳性的肝癌患者中，端粒酶的表达率是高于淋巴结转移阴性患者的，因此端粒酶阳性率越高的患者与其生存率越低呈正相关，因此说端粒酶的表达活性对肝癌的预后具有重要的临床指导意义。

癌基因　癌基因是一类会引起机体发生肿瘤的基因。原癌基因主要是在未接收到任何生长信息的时候，仍然可促使细胞不断生长，最后无止境的增殖。在肝癌患者中此类现象也是影响其生存和预后的重要因素之一。因此，假如抑制癌基因的激活或者使转化蛋白失去活性，便有可能延长肝癌患者的存活率。肝癌的发生是一个多阶段、多因素参与作用的过程，用单一癌基因的激活来解释更加直观，科学家也致力于此类研究。目前已发现的原癌基因有将近 100 个，其中 id-1、c-erbB 等癌基因的高表达会影响肝癌患者的预后。

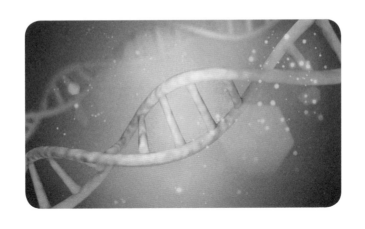

抑癌基因 也称抗癌基因，在被激活的情况下有抑制细胞增殖作用。

生活行为因素

肝癌的预后与患者饮食习惯及吸烟、饮酒等不良生活习惯有关，中医认为肝属木，喜调达，肝癌患者治疗后如心情抑郁、状态不佳，对患者的预后与生存期限有重要影响。研究显示，吸烟是肝癌患者治疗后死亡因素之一，烟龄、烟量与肝癌死亡率有一定量 – 效关系，而且吸烟会加速肝癌患者的死亡，使其生存期缩短。那么饮酒是不是也会影响肝癌患者呢？答案是肯定的，随着饮酒年限的增加肝癌患者的死亡率呈现递增趋势；肝癌的预后不仅与环境、遗传、生物学因素有关，同时也受患者情绪、心理、社会因素的影响与干扰，这些因素对肝癌的发生、发展及预后也有重要作用。

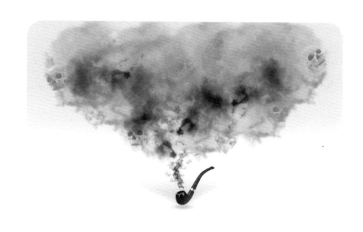

临床影响因素

肝癌的超长期生存与淋巴结转移、家族史、细胞高分化及年龄等多种因素密切相关。细胞分化程度越高，肝癌患者的预后就越好，生存状态愈佳，反之生存期更短。淋巴结转移是影响肝癌患者预后的独立因素，无转移的患者预后较好。

治疗因素

上文提到，目前治疗肝癌的治疗方式较多，以手术、放疗、化疗、介入治疗、免疫治疗为主，不同的治疗方式，对肿瘤被控制的强度，患者预后与生存期的影响也不一样。目前手术治疗仍是治疗肝癌的首选，但术后仍存在 2/3 的患者有复发可能，大多数科学家认为，在手术治疗后再进行放疗可消灭手术中未切除的残留淋巴结，从而降低复发率、达到提高患者术后生存率的目的，但此类研究仍存在一定争议。

免疫因素

免疫因子的作用对肿瘤的表达是不相同的，肝癌组织细胞中，可产生抑制肿瘤免疫特性白介素 10，其与肿瘤患者预后相关。

远期效应

了解一些影响预后的因素后，接下来看一下不同肝癌治疗的远期效应是怎样的。

肝移植术的远期效应

肝移植是治疗肝细胞性肝癌的有效措施，能同时去除肿瘤和硬变的肝组织，避免了残余肝组织恶变的可能。然而限于供肝的紧缺，只有少数的患者可以接受肝移植的治疗。另一方面，鉴于肝癌术后的复发，肝移植治疗是有严格的适应证的，也就是那些有根治希望，能够最大限度减少术后复发的患者才能够接受肝移植手术。目前国际公认的肝移植标准有米兰标准（Milan criteria）：

单个肿瘤结节，直径不超过 5cm

多结节者不超过 3 个，最大直径不超过 3cm

无大血管浸润

无淋巴结或肝外转移

加州大学洛杉矶分校标准（UCSF）：

单一肿瘤直径不超过 6.5cm

肿瘤数目 3 个，每个肿瘤的直径不超过 4.5cm

无肝内大血管浸润

无肝外转移

符合米兰标准组的 5 年生存率为 86%；符合加州大学洛

杉矶分校标准组的 5 年生存率为 71%。然而我们国内有着特定的国情，即在我国 90% 以上的肝癌患者合并有乙型肝炎肝硬化，如果按照米兰或加州大学洛杉矶分校标准，在我国将有很多患者失去肝移植手术的机会。因而我国浙江大学附属肝移植中心提出了杭州标准：肿瘤没有大血管侵犯和肝外转移；所有肿瘤结节直径之和不大于 8cm，或所有肿瘤结节直径之和大于 8cm，但是满足术前 AFP 水平小于 400ng/mg 且组织分级分为高、中分化。符合杭州标准的患者 1、3、5 年生存率可以达到 92.8%、70.7%、70.7%。杭州标准扩大了手术的标准但没有降低患者的生存率，达到了和符合加州大学洛杉矶分校标准的患者同样的术后生存率。

肝移植手术的远期不良反应：

慢性排斥反应：大约 10% 的肝移植患者可发展为慢性排斥反应，其特点为进行性胆汁淤积、胆红素增高、碱性磷酸酶升高，白蛋白和凝血酶原时间正常。有研究表明，肝移植术后免疫抑制剂应用的强度不够是诱发慢性排斥反应的重要原因之一

免疫抑制剂相关并发症：肝移植患者术后长期服用免疫抑制剂会引发免疫抑制剂相关的糖尿病、高血压、肾功能不全、高脂血症等

手术治疗的远期效应

肝部分切除术是治疗肝癌的最佳手段,随着影像诊断技术、肝脏外科技术、围手术期处理技术的进步和术前综合治疗的应用,单就解剖部位来说,肝部分切除已经没有禁区。肝切除术后手术病死率由原来的 10%~20% 下降到 5% 以下。有选择性的病例进行根治性肝部分切除术的 5 年生存率可以达到 50%。早期肝癌术后的 5 年生存率可以达到 60%~70%。

局部消融治疗的远期效应

目前肝癌手术切除率仅有 20% 左右,很多患者因肝硬化无法进行手术切除,或起初术后早期复发的患者需要进行非手术切除的局部治疗。肝癌的局部治疗作为综合治疗的一部分,包括:射频消融、无水乙醇瘤内注射、微波固化、冷冻等。局部消融治疗适用于肿瘤直径 <5cm,最佳治疗大小在 3cm 以内,肿瘤个数在 3 个以内。其治疗直径 <3cm 的肿瘤的疗效与手术相当。对于肿瘤 >5cm 的则不推荐单纯施行消融治疗,须结合患者肝功能状况采用消融联合血管内介入治疗方式。

原发性肝癌的血供几乎全部（95%以上）来自肝动脉，因此选择性阻断供应肿瘤的动脉，并同时经动脉导管灌注化疗药物，经肝动脉栓塞化疗，可以使肿瘤坏死缩小，并减少对正常肝脏组织和全身其他脏器的损伤。大样本系统回顾分析显示：介入治疗客观有效率为 52.5%，1、2、3、5 年生存率分别为 70.3%、51.8%、40.4%、32.5%，中位生存期为 19.4 个月。

介入治疗的不良反应：

化疗药物的不良反应包括轻度的消化道反应、白细胞下降、脱发、乏力和短暂的肝功能改变

其他常见的不良反应包括发热、腹痛、黄疸、腹水

一些可能发生的并发症，如肝脓肿、胆管损伤、肝动脉损伤、非靶器官栓塞、麻痹性肠梗阻、肿瘤破裂等

目前，随着三维适形放疗、调强适形放疗技术和质子束放疗等技术的开展，局部晚期肝癌可以得到有效的治疗。据报道，

放疗后局部控制率为 40%~90%，中位生存期为 10~25 个月，一年生存率为 60%。有研究结果显示，对伴有门静脉和（或）下腔静脉癌栓或肝外转移的 IIIa-IIIb 期肝癌患者，放疗可将部分患者肿瘤体积缩小或降期，从而获得手术切除的机会。对肝外转移患者，放疗可减轻疼痛、减少梗阻或出血等症状，使肿瘤发展减缓，从而延长生存时间，提高生存质量。

肝癌放疗后的并发症包括急性肝损伤和慢性肝损伤。

全身治疗的远期效应

肝癌对化疗药物不敏感，单药有效的药物不多，临床见到有一些疗效的药物有 5-Fu、阿霉素（ADM）、顺铂（DDP）和丝裂霉素（MMC），有效率不超过 20%。近年来，上述化疗药物联合一些新的化疗药物如奥沙利铂、吉西他滨和卡培他滨等应用于肝癌治疗，虽有一定疗效，但仍无明显突破。

肝癌化疗药物的常见副作用表现在胃肠道、口腔、骨髓、毛发、皮肤和生殖系统。停药后，副作用就会逐渐消失。

分子靶向药物的远期效应

索拉非尼（sorafenib）是一种口服的多激酶抑制剂。作为一种分子靶向治疗药物，其作用机制为阻断肿瘤细胞增殖和抑制新生血管生成。大型临床试验表明：使用索拉非尼的患者中位生存期为 10.7 个月，较对照安慰剂组延长了 2.8 个月；肿瘤进展中位值为 5.5 个月，较对照组延长了 2.7 个月。索拉非尼的主要不良反应有腹泻（11%）、手足皮肤病（8%）、疲乏（10%）、出血（6%）。

仑伐替尼也是一种口服的多靶点抑制剂，2018 年进入我国。作为肝癌的一线治疗靶向药物，其对患者的总生存期的提高效果与索拉非尼相近，且在中国肝癌患者人群中表现出更显著的生存获益。

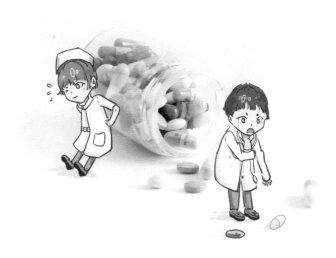

肝净：解密肝癌

肝癌免疫治疗主要包括肿瘤免疫治疗、过继细胞免疫治疗、免疫检查点抑制剂治疗和细胞因子治疗。其中免疫检查点抑制剂主要包括细胞毒性 T 淋巴细胞抗原 -4 单克隆抗体（anti-CTLA4）、程序性死亡受体 -1（PD-1）、细胞程序性死亡配体 -1 单克隆抗体（PD-L1）。目前 PD-1 阻断剂纳武单抗（Nivolumab）在肝癌的临床上研究较多。一项二期临床试验表明：纳武单抗对肝癌患者的疾病控制率为 64%，6 个月和 9 个月的生存率分别为 83% 和 74%，常见的不良反应有皮肤黏膜反应、腹泻和结肠炎。

注意家庭护理，提高生存质量

手术治疗（包括全麻手术、介入治疗、微波消融等）只是完成了疾病治疗的其中一部分。出院后的家庭护理对于患者抵抗力的提高及疾病的恢复起着举足轻重的作用，因此，重视家庭护理十分重要。以下问题是很多患者出院后经常遇到的问题，现一一列举出来，希望对患者有所帮助。

摆脱对肝癌的恐惧让自己心情舒畅

任何人不幸得了肝癌，都会经历恐惧、焦虑、愤怒等心路历程。但既然无法改变得病的现实，我们可以改变对待疾病的态度及认知，从而让自己在后续抗癌过程中积极抗癌、乐观抗癌，从而达到良好的治疗效果，提高生存质量，延长生存期限。很多临床实例证实，保持心情舒畅、良好的心情可以平衡和提高身体的免疫功能。因为人的精神心理活动与肝脏功能有很大关系，如果心情不佳、生闷气、情绪失控，会导致肝气不疏，郁结不畅，还会因气血瘀滞引起周身气血运行紊乱，其他脏腑器官受干扰而加重病情，甚至引起焦虑、失眠、抑郁等心理与生理共存等问题。具体改善方法有：

接受现实，将自己从高压力的工作及繁忙的家庭琐碎事务中适当解放出来，重拾自己以前的兴趣爱好，如绘画、摄影、唱歌、读书、瑜伽等，让自己轻松、愉悦、充实、洒脱。这样，既可以转移一些对疾病的注意，又可以锻炼大脑和身体关节，从而提高机体的免疫力。

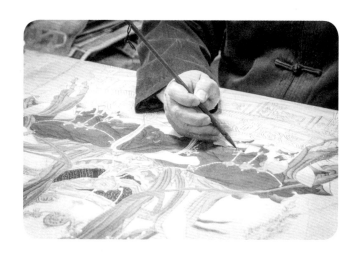

意志要坚强，性格要开朗，心胸要豁达，不要被病情变化吓住。遇到任何情况都要乐观对待，多与家人生活在一起，身体的不适及心理上的困惑、苦恼，要及时向家人、亲友倾诉，主动表达自己的愿望，寻求家人的关心、爱护和支持，而不是凡事闷在心里。

加强与治疗效果好的同病种患者沟通。俗话说："站着说话不腰疼。"肝癌患者的痛苦，家人是难以想象的，而家人的语言和态度也很难让患者获得认同感。因此，治疗效果好的同病种患者的鼓励、安慰以及他们的现身说法，容易获得患者的认可。可通过微信、qq、电话或相聚聊天等方式，与治疗效果好的同病种患者咨询抗癌经验，分享心路历程，分担心理压力，能提高抗癌勇气和信心。

出院后活动方面的注意事项

肝癌诊疗后的康复运动对疾病的愈后十分重要。中医认为："久立伤骨，久行伤筋。"而"肾主骨，肝主筋"，故疲劳是会伤肝的。运动以慢走、散步为宜，早晚到公园打打太极拳、练练气功，均有调理身体、帮助康复的作用。少去人群聚集的公共场所，以免患感冒等流行性或传染性疾病。因此，在肝癌康复期间，患者如果要进行运动的话，一定要选择适合自己的运动，不要做一些剧烈的运动，以免给自己带来危害，如肝癌破裂出血等。应该选择一些比较缓慢的有氧运动，通过这些运动起到保护身体的作用。肝癌患者康复运动需要特别遵守以下几个要点：

循序渐进，逐渐加大运动量。在运动锻炼开始时，运动量要小，随着患者机体功能的改善，运动量可逐渐加大。达到应有的强度后，便维持在此水平上坚持锻炼。应防止突然加大和无限加大运动量，以免造成损伤。特别是长期卧床的肝癌患者，要想恢复原来的体力和活动能力，一般需要经过相当一段时间。

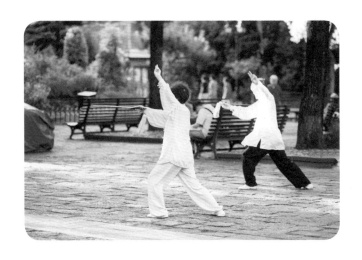

肝癌患者要注意综合运动。一般可以全身运动为主，对于伴有脑血管病的患者，还应配合相应的局部运动和功能锻炼。

　　持之以恒，长期坚持，才能收到预期的效果。尤其进行太极拳等运动锻炼时，坚持不懈方能取得效果。

　　拟定运动计划。要特别注意对于患有不同肝癌的患者，应充分考虑到疾病与治疗所造成的后果而区别对待。早期肝癌或中期肝癌患者，经过首选治疗后，病情已经稳定，饮食恢复正常，体力大为增强，可以做一些活动。根据身体情况，可选择散步、打太极拳、练气功、练八段锦、做广播操等进行锻炼。有些患者只重视诊疗，却忽视了康复期间的一些细节，导致了病情的加重。

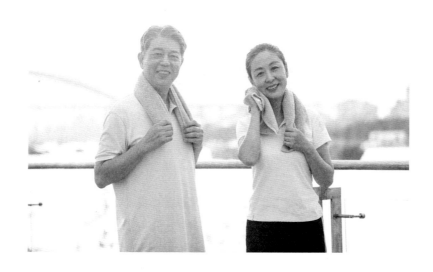

因此，肝癌患者在治疗期间和在治疗之后要特别重视康复阶段的运动。肝癌患者经过治疗之后，有了一定的效果，但是这时患者的身体还是比较弱的，大多有全身乏力、神疲体倦或腰腿酸软等体质虚弱症状。故在运动方面应适当，不要过于剧烈和疲劳，剧烈的活动对肝癌病人是有害的。

肝癌患者的饮食及营养

由于肝癌患者的肝脏功能受损，恢复需要一段的时间，而食物都需经过肝脏代谢，不然会影响肠道的脂肪消化吸收。因此，肝癌患者应该注意自己的饮食习惯，避免疾病的恶化，要注意少食多餐。饮食应多样化，以易消化、易吸收、清淡以及低脂肪、高热量、高维生素食物为主。不吃变质花生、大米等霉变食物，因为霉变食物中的黄曲霉素是致癌物。

蛋白质的供给：肝癌的饮食应根据肝功能损害的程度来确定蛋白质的摄入量。如果病程长、肝功损害不严重者，食物中的蛋白质则不必严格限制，但每天不宜超过每千克体重 1 克。其中，优质蛋白质（又称高生物价蛋白质，指蛋白质中的氨基酸利用率高，各种氨基酸的比率符合人体蛋白质氨基酸的比率，这类食物有蛋清、家禽、鱼等）要达到 50% 以上。因为肝癌饮食中的蛋白质在肝脏内代谢，直接增加了肝脏的负担。经过积极的治疗，患者肝功能改善后，可逐渐增加蛋白质的摄入量，但应以鸡蛋、牛奶、鱼虾等优质蛋白为主。

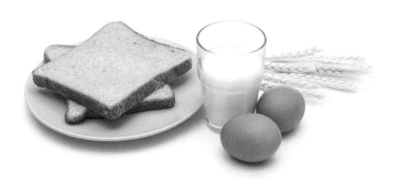

能量的供给：由于部分肝癌患者因肝功能欠佳，故须限制蛋白质的摄入。在肝癌患者的饮食中，热能的供给以碳水化合物和脂肪作为主要来源，能量供给视劳动强度而定。成人肝癌患者每日可供给30~35千卡/千克体重，并要满足患者活动的营养需要。

补充维生素：任何肝癌患者在日常饮食中都要给予充足的维生素，尤其要补充维生素C。因为长期患肝病的患者可能有贫血，补充维生素C能增加铁的吸收，减少肝脏的负担，所以应食用西红柿、绿叶蔬菜、新鲜大枣、西瓜、萝卜、黄瓜、西瓜、柑橘、猕猴桃、甜椒、草莓以及天然果汁等食品。高血钾时要忌食含钾高的食物，如香蕉、橘子、榨菜等。

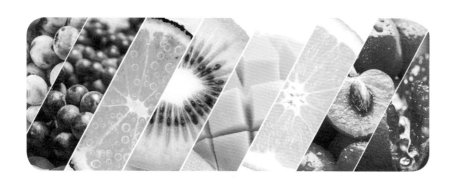

出院后患者发生疼痛该怎么办

疼痛是一种非常不愉快的体验。有些患者家属担心止痛药会上瘾而宁可让患者忍受疼痛。殊不知，因为疼痛引起失眠、食欲差、精神差、生活质量差对患者的负面影响更大。有的患者因不堪忍受疼痛而做出过激行为。因此，有效镇痛是患者的一项权利，任何人不得侵犯。而且出院前医生开出的止痛药及单次口服剂量，会根据患者的疼痛程度、体重等有针对性选择（癌症三阶梯止痛原则），因此上瘾概率非常低。患者在口服医生开出的止痛药后，如能保障无痛休息、无痛睡眠，说明止痛效果较好；否则，应与医生联系重新开具止痛药或调整止痛药剂量。

癌症三阶梯止痛法是由世界卫生组织（WHO）推荐的，已将临床疼痛治疗列入世界范围内解决肿瘤问题四个重点之一。按时用止痛药治疗，90%以上的癌症患者的疼痛症状可以得到缓解，部分患者由于疼痛的消失，使信心增加，得以改善生存质量，延长生命。

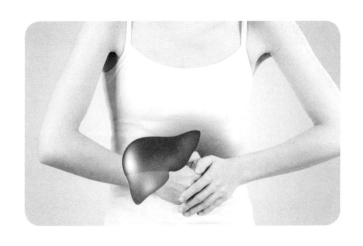

出院前医生会根据患者疼痛程度，针对性开出口服止痛药让患者带回家备用。如果患者的疼痛（包括胀痛、刺痛、烧灼痛、牵拉痛等）影响了睡觉和休息，请及时给予止痛药物口服，每天早晚各一次，按时吃，而不是痛的时候才吃，不痛就不吃，否则止痛药效果会受影响。三阶梯止痛方法如下：

第一阶梯 轻度疼痛给予非阿片类（非甾类抗炎药）加减辅助止痛药。非甾类止痛药存在最大有效剂量（天花板效应）的问题。常用药物包括扑热息痛、阿司匹林、双氯芬酸盐、加合百服宁、布洛芬、芬必得（布洛芬缓释胶囊）、吲哚美辛（消炎痛）、意施丁（吲哚美辛控释片）等等。

第二阶梯 中度疼痛给予弱阿片类加减非甾类抗炎药和辅助止痛药。弱阿片类药物也存在天花板效应。常用药物有可待因、强痛定、曲马多、奇曼丁（曲马多缓释片）、双克因（可待因控释片）等等。

第三阶梯 重度疼痛给予阿片类加减非甾类抗炎药和辅助止痛药。强阿片类药物无天花板效应（无最大剂量限制），但可产生耐受，需适当增加剂量以克服耐受现象。以往认为用吗啡止痛会成瘾，所以不愿给患者用吗啡，现在证明这个观点是错误的——使用吗啡的癌痛患者极少产生成瘾性。此阶梯常用药物有吗啡片、美菲康（吗啡缓释片）、美施康定（吗啡控释片，可直肠给药）等等。但是，杜冷丁这一以往常用的止痛药，由于其代谢产物毒性大等因素，未被推荐用于控制慢性疼痛。

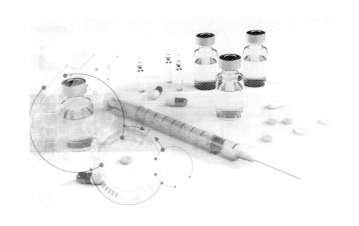

对疼痛的处理采取主动预防用药。止痛剂应有规律按时给予，而不是必要时才给，下一次用药应在前一次药物药效消失之前给予，使镇痛得以持续。通过正确治疗，除少数病例外大部分患者的疼痛都能得到良好的控制。

患者在家中发生便秘及排尿困难该如何处理

有些患者由于使用了止痛药或病情原因，会出现排便、排尿困难等情况，此时应避免过度用力排便，以免诱发肺栓塞及癌肿破裂出血。

预防排便困难措施有：吃香蕉、蜂蜜、蔬菜，增加饮水，适当活动，以肚脐眼为中心顺时针按摩腹部等，如依然无效，可在医生的指导下使用开塞露（药店有卖）等通便药物。如果患者出现了排尿困难，可用温水毛巾湿敷下腹部，让患者听流水声等。如无效，可就近寻求医生帮助。

患者在家里出现发热该如何处理

　　肝癌患者由于抵抗力低下，常会出现感染。感染的主要部位为呼吸道、肠道、胆系及腹腔。感染的症状因部位不同而表现不同，如呼吸道感染，主要表现为咳嗽、气急、发热；肠道感染主要表现为腹痛、腹泻；腹腔感染可有腹痛、发热。感染主要由细菌所致，真菌感染也不少见。

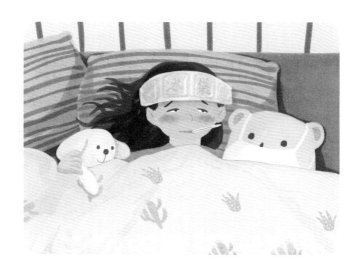

癌性发热在肝癌患者中较为常见，多为持续低度到中度的发热。癌性发热的主要原因是肝癌坏死后释放致热源进入血液循环所致。对癌性发热要与感染所致的发热相鉴别，前者抗菌治疗无效，且除发热外并无其他明显不适症状，患者对解热镇痛药反应良好。患者出院后体温如果在38℃左右（一般不超过38.5℃），且无其他不适症状，一般为癌性发热，不必过于担心，可多饮水、用湿毛巾敷额头即可，如有头痛、高热、流涕、寒战等，应及时就医。

患者出现皮肤瘙痒怎么办

黄疸患者由于胆汁排出受阻导致皮肤上有胆盐沉积而使皮肤瘙痒，很多患者瘙痒难耐，切不可用指甲抓或器具刮皮肤，会导致皮肤破损感染。所以患者应及时修剪指甲，保持全身皮肤清洁干燥，每天用温水擦洗或冲洗。此时，应避免接触刺激性物品，如各种烫发剂、染发剂、定型发胶、农药等；外出时采取遮阳措施，避免阳光直照裸露皮肤，忌日光浴；皮疹或红斑处禁止涂任何化妆品或护肤品；忌用碱性肥皂；可遵医嘱局部涂用药物性软膏，局部溃疡合并感染者，遵医嘱使用抗生素

肝净：解密肝癌

治疗，同时做好局部清创换药处理。对于皮肤特别干燥、脱屑者，可涂保湿霜，如维生素 E 软膏、甘油等。

患者的睡眠管理

在癌症患者中，睡眠觉醒障碍发生率为 30%~90%。睡眠觉醒障碍是指夜间出现睡眠觉醒的交替现象及由此引起的日间萎靡，会导致患者日间瞌睡，影响活动能力、免疫功能和整体生活质量等。面对这种情况，家属应督促患者养成按时睡觉、按时起床的良好习惯。睡前不宜剧烈运动，远离手机、

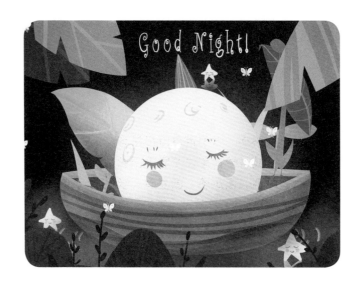

电脑等电子产品。家属可陪同患者进行一些促进睡眠的活动，如饭后散步、温水泡脚、按摩等；睡眠环境也应保持安静、舒适，睡觉时应关闭灯光。必要的时候，可在医生的指导下借助催眠药物助眠，切不可因夜间睡眠障碍而整日卧床，影响精神状态。

PART 5

家属能做些什么

带胆道引流管（PTCD 管）出院回家的护理

有带胆道引流管出院的患者，要注意做好管道的护理，避免管道滑出，保持管道的通畅并观察引流液的颜色及量是否正常。根据 PTCD 管路置入的位置是左肝还是右肝，引流量会有差异，一般每天 150~1500mL，引流出的胆汁正常是澄清、透明的金黄色黏稠液体；若引流量骤增、骤减或颜色异常，应电话询问医生或护士。引流袋更换频率依情况而定，一般抗反流引流袋可 5~7 天更换一次，普通非抗反流引流袋需每天更换。更换引流袋时，需戴无菌手套，以减少感染概率。如果管道穿刺处血性渗出液较多，应及时咨询医生或就诊；如果管道不慎脱出一部分，应将管道靠近身体部分进行反折再就诊；如果管道完全脱出，应及时联系医生就诊。如果引流袋接口从胆道引流管脱出，切不可直接将引流袋插入胆道引流管，容易造成胆道感染；可用碘伏消毒液消毒胆道引流管内外接口，再重新更换一个干净的引流袋。

如何判断患者 PTCD 管是否正常

导管无扭曲、打折、破损，无脱落，引流通畅，一般 24

小时引流量不应小于 150mL 的金黄色胆汁；穿刺点无渗液、红肿、感染，则可判断导管一切正常。如引流出墨绿色胆汁，说明发生了感染；如引流出的胆汁过少或没有，说明 PTCD 管可能发生堵管；如果引流出暗红色或鲜红色胆汁，说明发生了出血；如短时间内引流出大量鲜红色血液（>200mL/h），应立即联系医生或就近就医。

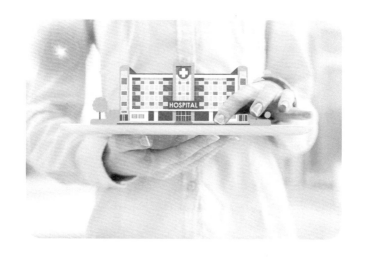

如果导管破损或断裂该如何处理

如果发生这种情况，可立即将外露的导管弯折，并用胶带固定到皮肤上；如果剩余导管长度不足以弯折，可将导管从穿刺点部位拉出 3~5cm，随后弯折，并用胶带固定到皮肤上，寻求医生或护士帮助，根据情况立即修复或拔除。

如果患者精神状态良好，在家中能与带 PTCD 管回家的患者过性生活吗

可以。导管在体内不会影响性生活。但要注意保证穿刺部位敷料安全性，导管固定良好，如使用胶带将导管固定在皮肤上，以便导管不会自由晃动、脱出。如果导管脱出或引流液中出现血液，应停止性生活并寻求医护人员帮助。

该如何观察患者是否有消化道出血

如果患者肝区突然剧烈疼痛伴有头晕、眼花、血压下降等，或观察患者大便颜色为黑色、咖啡色或红色，而没有吃猪血或过多绿叶蔬菜等食物，应警惕消化道出血（家属应不定期观察患者呕吐物及大便颜色）。如患者出现呕血，可能出现了门脉高压导致的胃底食管静脉出血。上述两种情况应及时电话咨询医生并就近就诊。运送患者就诊途中，应注意保持患者头偏一侧，有呕吐物及时清理，目的是保持呼吸道通畅，避免呼吸道窒息引起生命危险。

肝癌患者需要忌口吗

忌口问题一直受到很多医学专家及患者的关注。很多患者及家属经常向医疗专家询问这个问题，其实该问题要从不同角度来看。就目前临床研究来说，能增加肿瘤复发和转移风险，需要绝对忌口的包括以下：烟、酒、霉变食物、烧烤（火烧、炭烧）、腌制品和煎炸的动物性食物。而对于常见的食物并没有特殊禁忌，至少目前尚未有大型研究报道，但应注意虽然没有特殊禁忌一说，却有一个量的问题，所以建议大家均衡饮食，营养全面。

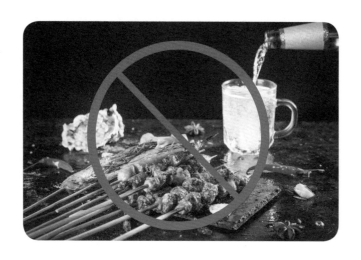

保健品可不可以吃

出院后亲朋好友来探望患者，难免会送一些保健品，这些保健品能不能吃？需不需要自己去购买服用呢？普通的蜂蜜、核桃粉、虫草、燕窝、阿胶等，这些属于食疗范畴，可以服用。但没有必要自己去购买服用，平时注意饮食均衡，补充微量元素就可以了。况且一根虫草发挥的功效也是微乎其微的，如果想靠这些来补充营养，完全没有必要。但对于其他组成复杂或叫不出名字的保健品，大家须谨慎对待，因为基本上所有保健品都是未通过大规模临床试验进一步验证其有效性及安全性的。

亲属可给予的支持

家庭的支持状况会直接影响患者的生存质量。给癌症患者提供一个整洁、安全、温馨的环境，能增加患者生存的信心与勇气，让患者能更加积极地面对疾病。让患者感受到家庭抗癌的决心和力量，心理上有了依靠，使患者维持一定的良好状态，增强患者自身的免疫功能，从而提高生活质量。同时，多理解、关心、陪伴患者，倾听患者对身体不适的描述，主动询问述求、愿望，能力范围内满足患者合理要求。

对患者的心理关注

　　癌症患者普遍会出现焦虑、抑郁等心理问题，而肝癌患者焦虑、抑郁发生率远远高于其他肿瘤患者。如果患者出现长时间心情低落，对以前感兴趣的事情如玩扑克、跳舞、听音乐等都不再感兴趣，且经常易疲劳、注意力下降及感觉自己无用，找不到价值感和成就感，不愿社交或沉默少语，失眠，甚至有自杀的想法等，基本上可以判断为抑郁。如患者出现上述表现，应请专业的精神科医生诊治、用药干预，并请心理咨询师心理辅导，切不可拖延误诊加重病情，造成自杀等严重后果。家属可常鼓励患者参与正常人的生活，参加轻松、适合的工作，在工作和学习中重新拾起自己的生存信心，确立价值。同时丰富患者的生活，增加患者的兴趣爱好。多陪伴、鼓励患者说出自己的忧虑与痛苦，减弱并消除其对死亡的恐惧。提高患者自我护理能力，避免有害的应激源造成的不良影响，协助其维持心身平衡。

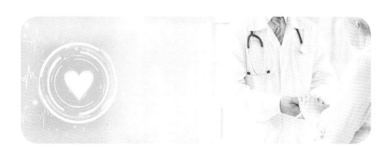

督促患者按时吃药及定期检查

按时服药：病情稳定，患者出院后，医生会根据患者病情开些抗病毒、抗癌、护肝、调节免疫力等的药物。患者应遵医嘱按时、按量用药，不可乱放、混用药物。特别注意一些药物的保存方式以确保药物药效，如胰岛素（降血糖药物）需4~10℃低温冰箱保存，否则药物会因保存温度过低或过高导致药效降低甚至失去药效。

定期检查：肝癌患者应注意定期到医院复查肝功能、B超、甲胎蛋白、磁共振、肝肾功能等，以便随时了解病情变化，及时调整治疗方案，提高治疗效果，防止肝癌复发。家属可协助患者一起实行。

肝净
解密肝癌

肝癌是世纪卫生组织（WHO）公布的十大恶性肿瘤之一，且发病率逐年上升。根据最新统计，肝癌全球发病人数已超过62.6万/年，位居恶性肿瘤发病人数的第5位：死亡人数接近60万/年，位居肿瘤死亡人数的第3位。

本书主要涵盖了肝癌的基础知识、诊断、治疗、家庭护理等一系列内容，以通俗易懂的语言将治疗肝癌过程中晦涩难懂的知识介绍给读者，力求帮助患者尽早摆脱肝癌的魔爪，重获健康。